# Autismus-Spektrum-Störungen

**Psychologie im Schulalltag**
**Band 3**

Autismus-Spektrum-Störungen

Dipl.-Psych. Karoline Teufel, Dipl.-Päd. Sophie Soll

Herausgeber der Reihe:

Prof. Dr. Caterina Gawrilow, Prof. Dr. Marcus Hasselhorn, Prof. Dr. Ulrich Trautwein, Prof. Dr. Christina Schwenck, Stefan Drewes, Dr. Anke Leuthold-Zürcher

Karoline Teufel
Sophie Soll

# Autismus-Spektrum-Störungen

hogrefe

**Dipl.-Psych. Karoline Teufel,** geb. 1982. 2003–2009 Studium der Psychologie an der Goethe Universität Frankfurt. Seit 2009 therapeutische und diagnostische Arbeit mit Kindern und Jugendlichen mit Autismus-Spektrum-Störungen. Seit 2015 Leiterin des Autismus-Therapie- und Forschungszentrums der Klinik für Psychiatrie, Psychosomatik und Psychotherapie des Kindes- und Jugendalters der Goethe-Universität Frankfurt. Forschungsschwerpunkte: Autismus-Spektrum-Störungen und frühe kindliche Meilensteine der Entwicklung.

**Dipl.-Päd. Sophie Soll,** geb. 1977. 2003–2010 Studium der Psychologie und Erziehungswissenschaften in Marburg/Lahn und approbierte Kinder- und Jugendlichenpsychotherapeutin (VT). Von 2011 bis 2020 Therapeutin und Diagnostikerin im Autismus-Therapie- und Forschungszentrum der Klinik für Psychiatrie, Psychosomatik und Psychotherapie des Kindes- und Jugendalters der Goethe-Universität Frankfurt. Seit 2019 in einer eigenen psychotherapeutischen Praxis für Kinder und Jugendliche mit unterschiedlichen Störungsbildern niedergelassen.



**Bibliografische Information der Deutschen Nationalbibliothek**
Die Deutsche Nationalbibliothek verzeichnet diese Publikation in der Deutschen Nationalbibliografie; detaillierte bibliografische Daten sind im Internet über http://dnb.dnb.de abrufbar.



Hogrefe Verlag GmbH & Co. KG
Merkelstraße 3
37085 Göttingen
Deutschland
Tel. +49 551 999 50 0
Fax +49 551 999 50 111
info@hogrefe.de
www.hogrefe.de

Umschlagabbildung: © iStock.com by Getty Images/Amy_Donovan
Illustrationen: Christine Wulf, Neuenrade; www.gut-gemalt.de
Satz: Sina-Franziska Mollenhauer, Hogrefe Verlag GmbH & Co. KG, Göttingen
Druck: mediaprint solutions GmbH, Paderborn
Printed in Germany
Auf säurefreiem Papier gedruckt

1. Auflage 2021

(E-Book-ISBN [PDF] 978-3-8409-3075-1; E-Book-ISBN [EPUB] 978-3-8444-3075-2)
ISBN 978-3-8017-3075-8
https://doi.org/10.1026/03075-000

# Inhaltsverzeichnis

# Einleitung

Autismus-Spektrum-Störungen (ASS) gehörten bisher zu den weniger bekannten Störungen des Kindes-, Jugend- und Erwachsenenalters. Mittlerweile konnte durch verschiedene (mediale) Ereignisse – z. B. die Fernsehserie „The Big Bang Theory" mit dem autistischen WG-Mitbewohner Dr. Sheldon Cooper oder die Umweltaktivistin Greta Thunberg – mehr Aufmerksamkeit und Interesse der Öffentlichkeit geweckt werden. Auch durch verbesserte Diagnostikinstrumente können ASS valider erkannt und das Umfeld für die jeweiligen Besonderheiten sensibilisiert werden.

Für Menschen mit ASS war lange Zeit der Zugang zu zahlreichen Bildungsangeboten erschwert. Gesetzliche Grundlagen, wie die die Empfehlungen der Kultusministerkonferenz von 2000, die UN-Menschen- und Behindertenrechtskonvention von 2009 auf internationaler Ebene sowie in Deutschland der Nationale Aktionsplan 2.0 von 2016 sowie das Bundesteilhabe- und das Behindertengleichstellungsgesetz von 2020 sollen die Gleichstellung und Inklusion von Menschen mit Behinderungen fördern – und somit auch von Personen mit einer ASS.

Inklusion und Teilhabe im Klassenzimmer ist also ein Recht und bedeutet, dass Kinder oder Jugendliche mit einer Behinderung (zu der auch ASS zählen) und Kinder oder Jugendliche ohne Behinderung an regulären Schulen unterrichtet werden können. Da Bildung aber Ländersache ist, wird Inklusion sehr unterschiedlich umgesetzt und die dazu erhobenen Statistiken sind nicht gut vergleichbar. Was aber aufschlussreich im Ländervergleich sein kann, ist ein vergleichender Blick auf z. B. die jeweiligen Gesetze, die Finanzierung, Inhalte der Lehreraus- und -fortbildung, Beratungs- sowie Unterstützungsangebote für Kinder, Eltern und Schulen (Aktion Mensch, o. D.).

Der Perspektivwechsel hin zur Inklusion ist also zwar in der Theorie vollzogen, muss jedoch in der Praxis noch mit weiteren Veränderungen in der Schullandschaft einhergehen, die bundesweit noch nicht vollständig erfolgen konnten. Die Umsetzung einer inklusiven Beschulung in verschiedenen Schulformen stellt somit nach wie vor eine bildungspolitische und vor allem pädagogische Herausforderung dar, mit der besonders die Lehrkräfte konfrontiert werden – sind sie doch die Hauptakteure im Alltag der Schüler. So müssen sie zugleich den Vorgaben der Politik und den individuellen Bedürfnissen sowie den Stärken und Schwächen der

Schüler in einer Klasse gerecht werden. Dafür sind die Bedingungen im Schulalltag teilweise noch nicht optimal: Platzmangel, materielle Ausstattung und personelle Ressourcen können all dies zu einer Herausforderung machen.

In unserer mehr als 10-jährigen Zusammenarbeit mit engagierten und kreativen Lehrkräften, Teilhabekräften, Schulpsychologen, ihren Schülern und deren Familien konnten wir viele nützliche Strategien beobachten und gemeinsam weiterentwickeln, Erfahrungen sammeln, Ideen generieren (und manche auch wieder verwerfen). Das Ergebnis ist eine ganze Fülle an Maßnahmen, die sich bei Kindern und Jugendlichen aus dem Autismus-Spektrum als hilfreich erwiesen haben, um den Schulalltag für diese Schüler, ihr Helfernetz und auch ihre Mitschüler konstruktiv zu gestalten. Alle im vorliegenden Buch vorgestellten Maßnahmen sind somit alltagserprobt und zudem eingebettet in die aktuelle Forschung.

Wir freuen uns, Ihnen in der Buchreihe „Psychologie im Schulalltag“ das Spektrum der autistischen Störungen näher bringen zu dürfen und hoffen, dass die in diesem Buch vorhandenen Informationen und praktischen Hilfen als Ergänzung zu Ihren bereits etablierten Vorgehensweisen im Schulalltag und Unterricht Anwendung finden können.

Eine gewisse Herausforderung beim Verfassen bestand darin, die Vielfalt (der auch von Bundesland zu Bundesland unterschiedlichen) Schullandschaften zu berücksichtigen. Einige Hinweise oder Materialien können daher möglicherweise besser von Lehrkräften an Regelschulen eingesetzt werden und an anderer Stelle können Lehrkräfte an Förderschulen oder andere Berufsgruppen, die im Kontakt mit dem betroffenen Schüler stehen, mehr von einer Idee profitieren. Zudem bestehen bundeslandspezifische Unterschiede in Antragsverfahren, den Begrifflichkeiten oder schulrechtlichen Regelungen, sodass weiterführende Informationen über die jeweiligen Schulbehörden, das Kultusministerium oder die zahlreichen Anlaufstellen im Internet eingeholt werden sollten (siehe Linksammlung am Ende des Buches).

Um eine gute Lesbarkeit zu gewährleisten, verwenden wir im Text teilweise Bezeichnungen, die mehrere Personenkreise umfassen. So meinen wir mit „Eltern“ im weiteren Sinne auch andere Sorgeberechtigte oder enge Bezugspersonen des Kindes oder Jugendlichen wie z. B. die Großeltern. Aus Gründen der besseren Lesbarkeit verwenden wir in diesem Buch hauptsächlich das generische Maskulinum. Dieses impliziert selbstverständlich immer auch die weibliche Form. Sollten wir explizit nur Männer oder nur Frauen meinen, ist dies gesondert gekennzeichnet.

Das vorliegende Buch widmet sich in 9 Kapiteln folgenden Bereichen:

1. Zunächst veranschaulichen zwei Fallbeispiele die große Varianz von Autismus-Spektrum-Störungen.
2. Im Anschluss werden in einzelnen Kapiteln die Symptomatik und Erscheinungsbilder, deren Ursachen und Folgen genauer erläutert. Dieser Teil bildet die

Grundlage für ein tiefer gehendes Verständnis für die besonderen Verhaltensweisen und Bedürfnisse von Menschen mit Autismus-Spektrum-Störungen.
3. Ein kurzes Kapitel geht auf das Vorgehen und die Instrumente bei der umfangreichen Diagnostik ein.
4. Der Schwerpunkt des Buches liegt schließlich auf den Interventions- und Fördermaßnahmen, die Sie als „Praktiker" im Schulalltag unterstützen sollen. Viele anschauliche Beispiele geben Anregungen für die individuelle Unterstützung und Gestaltung des Schulalltags.
5. Ein Ausblick, weiterführende Literatur und eine Linksammlung, bilden gemeinsam mit Materialien und Vorlagen den Abschluss des Buches.

An dieser Stelle möchten wir uns bei allen Personen bedanken, die uns bei der Erstellung dieses Buches unterstützt haben. Allen Lehrkräften, Beratungslehrkräften, Teilhabeassistenzen, Schulpsychologen und Schulleitern gilt unser Dank, da sie unser Wissen mit wertvollen Erfahrungen bereichert haben.

Sehr herzlich möchten wir uns auch bei unserer Ansprechpartnerin beim Hogrefe Verlag Dipl.-Psych. Kathrin Rothauge sowie den Herausgebern der Reihe „Psychologie im Schulalltag" Dipl.-Psych. Stefan Drewes, Prof. Dr. Caterina Gawrilow, Prof. Dr. Marcus Hasselhorn, Prof. Dr. Christina Schwenck und Prof. Dr. Ulrich Trautwein bedanken.

Viele Kinder und Jugendliche mit einer ASS und ihre Eltern haben uns wertvolle Einblicke in ihre Erlebenswelten ermöglicht, uns um zahlreiche Erfahrungen reicher gemacht und somit dieses vorliegende Buch erst ermöglicht.

Ihnen gilt unser besonderer Dank.

Frankfurt am Main, im Winter 2020 *Karoline Teufel* und *Sophie Soll*

# 1 Fallbeispiele

*„Bei gleicher Umgebung lebt doch jeder in einer anderen Welt."*

Arthur Schopenhauer (Philosoph, Autor und Hochschullehrer, 1788–1860)

Dieser Satz trifft auch auf das sehr komplexe und von hoher Individualität geprägte Erscheinungsbild der Autismus-Spektrum-Störungen (ASS) zu. Gerade im schulischen Alltag muss diese Individualität von Menschen im Autismus-Spektrum Beachtung finden – auch wenn sie durchaus viele Gemeinsamkeiteen aufweisen. Die Autorinnen des vorliegenden Buches haben versucht, möglichst viele dieser Besonderheiten zu berücksichtigen und für den – ebenso heterogenen – Leserkreis aufzuarbeiten. Zur Veranschaulichung der Vielfalt innerhalb des Spektrums und zur Verdeutlichung von typischen Herausforderungen im Alltag der Betroffenen, finden sich im Folgenden zwei Fallbeispiele. Sie werden im Laufe des Buches wiederholt zur konkreten Darstellung von Sachverhalten herangezogen.

## 1.1 Paul – Asperger-Syndrom

Paul ist 15 Jahre alt und besucht die 10. Klasse einer Gesamtschule. Seine Lieblingsfächer sind Mathematik und Physik, da er die Inhalte immer interessant findet und er sich alles logisch herleiten kann. Schon im Kindergartenalter hat er darüber Bücher gelesen und strebt nach dem Abitur ein naturwissenschaftliches Studium an. Dass einige seiner Mitschüler gerade in diesen Fächern Schwierigkeiten haben, kann er nicht verstehen und korrigiert sie im Unterricht häufig ungefragt und teilweise recht forsch, obwohl ihm die Einhaltung der Klassenregel *„Nicht reinrufen"* eigentlich sehr wichtig ist. In den Fächern Sport und Deutsch zeigen sich bei Paul hingegen deutliche Probleme: Vor allem Mannschaftssportarten stellen eine große Herausforderung für ihn dar: Er findet sich im Sportunterricht insgesamt nicht gut zurecht und wird aufgrund seiner motorischen Ungeschicklichkeit oft gehänselt. Das „zwischen den Zeilen lesen" sowie die Interpretation von Texten u. ä. fallen ihm schwer. Paul findet die Arbeitsanweisungen oft nicht präzise genug formuliert. Auch die Hausaufgaben ziehen sich nach Angaben der Eltern immer lange hin (außer in Mathematik und Physik) und führen regelmäßig zu Stress und Streitsituationen zu Hause.

Es gelingt Paul nur selten, die Pausen freundschaftlich mit seinen Mitschülern zu verbringen. Kontakte versucht Paul meist mittels Gespräche über sein Sonderinteresse „Bionik“ aufzubauen und zu gestalten. Wenn er davon erzählt, wirkt er freudig angespannt und hüpft teilweise aufgeregt leicht auf und ab. Er erkennt meist jedoch nicht, dass seine Mitschüler dieses Thema nicht interessiert oder dass er in ausführliche Monologe über seine letzten Erfindungen verfällt. Die anderen Schüler meiden mittlerweile häufig den Kontakt – deren Pausengestaltung („chillen“ oder Basketballspielen) findet Paul aber ohnehin „nutzlos und langweilig“. Er zieht sich meist in die Bibliothek zurück – kennt dort jedoch schon alle naturwissenschaftlichen Bücher.

Wenn gerade keine Lehrkräfte anwesend sind (z. B. auf dem Schulweg), wird Paul auch häufig von den anderen Jugendlichen geärgert; sie nennen ihn „kleiner Professor“, weil seine Sprache, besonders für einen 15-Jährigen, oft sehr gestochen und überheblich klingt und er dadurch oft arrogant rüberkommt. Teilweise nutzen manche anderen Jugendlichen seine eingeschränkten sozialen Fähigkeiten aus, indem sie ihm sagen, dass ein Mädchen aus der Klasse in ihn verliebt sei, obwohl dies nicht der Fall ist. Paul erkennt diese Lügen nicht und interpretiert das (ironische) Lachen als positive Anteilnahme falsch. Die Kontaktaufnahme zu dem Mädchen scheiterte bisher auch, obwohl er sich dies sehr wünscht.

In seiner Freizeit trifft er sich mit einer Gruppe Jugendlicher, die sein „Spezialinteresse“ teilen. Gemeinsam wird an einem Beitrag zu „Jugend forscht“ gearbeitet, bei dem es um Kletterroboter nach dem Vorbild von Tintenfischen und deren Saugnäpfen geht. Die Eltern berichten, dass es – wie in der Schule auch – in dieser Arbeitsgruppe häufig zu Unstimmigkeiten komme, da Paul soziale Situationen häufig falsch interpretiere und empfindlich und verletzt reagiere, besonders, wenn er etwas als „unfair“ erlebe. Durch die nicht gelingende Kontaktgestaltung resultiere letztendlich oft auch ein Gefühl der Traurigkeit, da sich Paul eigentlich mehr Freundschaften und Kontakte wünsche, dies aber oftmals nicht gut gelingt. Sein Bruder Felix spiele meist lieber Fußball und teile das Interesse für Bionik nicht mit Paul; die beiden hätten insgesamt wenig Gemeinsamkeiten, sodass auch hier der Kontakt auf ein Minimum beschränkt bleibe.

Eine weitere Schwierigkeit für Paul ist die häufig auftretende Reizüberflutung: Vor allem im Sommer bei großer Hitze und Helligkeit, in der Schulmensa bei einem hohen Geräuschpegel mit Stimmengewirr und Geschirrgeklapper sowie unterschiedlichen Essensgerüchen „schwirre“ Paul regelrecht der Kopf. Es kam dann schon vor, dass er das Mittagessen ganz vermieden oder autoaggressiv reagiert hat (sich in die Hand gebissen oder den Kopf gegen die Wand geschlagen hat) und dann von der Schule abgeholt werden musste.

## 1.2 Clara – Frühkindlicher Autismus

Die 11-jährige Clara geht in die vierte Klasse einer Regelgrundschule. Sie wurde, auch aufgrund der verzögerten Sprachentwicklung, für ein Jahr vom Schulbesuch zurückgestellt. Mittlerweile kann sie einige ihrer Bedürfnisse und Wünsche in kurzen Sätzen formulieren („Ich möchte spielen!"), in komplexeren (sozialen) Situationen ist sie jedoch stark auf Hilfe und Unterstützung von außen angewiesen und wird deswegen seit der Einschulung durch eine Teilhabeassistenz begleitet.

Clara ist ein sehr aktives Mädchen, im Sportunterricht rennt sie gerne einfach in der Halle hin und her und freut sich dabei so, dass sie mit ihren Armen und Händen „wedelt". Die anderen Kinder sagen dann: „Clara fliegt wieder". Still zu sitzen und ihre Aufgaben abzuarbeiten fällt ihr hingegen sehr schwer. Häufig nutzt sie in Arbeitsphasen ihre Kopfhörer zur Geräuschdämmung oder geht mit ihrer Teilhabeassistentin in einen separaten Raum; dort klappt das Arbeiten meist besser.

Am Kontakt mit anderen Kindern zeigt Clara meist wenig Interesse, sie scheint zufrieden mit sich zu sein und ihre Eltern berichten, dass sie damit auch nicht unglücklich wirke. Zu Hause spiele sie häufig mit ihrem jüngeren Bruder auf dem Trampolin im Garten. Clara beobachtet andere Kinder gern aus der Ferne, und wenn sie Fangen spielen, rennt sie – ohne zu fragen, ob sie mitspielen darf – einfach mit, kneift die Mitschüler dann aber manchmal fest in den Arm und lacht dabei. Angemessene Kontaktaufnahmen fallen ihr sehr schwer.

Besonderes Interesse zeigt Clara für Zahlen, die sie schon im Kindergarten mit ihrem Zahlenpuzzle immer wieder in der richtigen Reihenfolge aufreihen konnte. Das Beenden oder Unterbrechungen in diesem Spiel kann sie nur schwer aushalten; sie fängt dann meist an zu weinen und benötigt lange zur Beruhigung. Die Lehrerin und die Teilhabeassistentin haben die Klasse über die Besonderheiten bei Clara aufgeklärt, sodass – abgesehen von kleineren Unstimmigkeiten – die Kinder Clara akzeptieren und ihr teilweise auch Hilfe anbieten.

# 2 Phänomene und definitorische Festlegungen

Das Konzept eines Autismus-Spektrums verdeutlicht bereits, dass sich die kognitiven Fähigkeiten, die Sprachentwicklung und weitere Aspekte der Symptomatik innerhalb der Betroffenen-Gruppe unterscheiden können. Die Heterogenität von Autismus-Spektrum-Störungen (ASS) ist bei der Diagnostik sowie der Förderung von betroffenen Kindern und Jugendlichen stets zu berücksichtigen und spielt gewiss auch im Schulalltag eine bedeutende Rolle. Menschen mit ASS zeigen ein unterschiedliches allgemeines Funktionsniveau, sind also unterschiedlich stark bezüglich der Teilhabe am Leben beeinträchtigt. Es gelingt ihnen unterschiedlich gut, fehlende Kompetenzen zu kompensieren und im Alltag zurecht zu kommen. Dies hat Auswirkungen auf ihre Selbstbestimmung und Eigenverantwortlichkeit sowie die Notwendigkeit und das Ausmaß der Unterstützung.

Aufgrund der Vielfalt der Erscheinungsbilder ist es hilfreich, das übergeordnete Strukturprinzip zu kennen, in das sich die individuellen Verhaltensweisen einordnen lassen. Die im Folgenden vorgestellte „Symptomtrias“ (siehe Abbildung 1) bildet das Grundgerüst für alle ASS.

## 2.1 Symptomatik und Erscheinungsbilder

ASS sind gemäß der Internationalen Klassifikation der WHO (ICD-10; DIMDI, 2019) als tiefgreifende Entwicklungsstörungen definiert. Aktuell werden in Deutschland innerhalb der Autismus-Spektrum-Störungen drei Subdiagnosen unterschieden:

- Frühkindlicher Autismus
- Asperger-Syndrom
- Atypischer Autismus

Trotz einiger Unterschiede, die früher zu der Unterscheidung dieser drei Subdiagnosen geführt haben, wurden bei der Überarbeitung des US-amerikanischen Klassifikationssystems (American Psychiatric Association, 2013) diese drei Subdiagnosen zugunsten einer einzigen Autismus-Spektrum-Störung aufgelöst. Andere Spezifizierungen als Diagnosezusätze sollen jedoch auch weiterhin eine Beschreibung individueller Unterschiede ermöglichen (z.B. zur Sprachentwicklung).

Es kann davon ausgegangen werden, dass in der neuen Klassifikation der WHO (ICD-11, voraussichtlich ab 2022 auch für Deutschland gültig), ebenfalls nur noch die Diagnose einer „Autismus-Spektrum-Störung“ vergeben werden kann, ohne zugehörige Subdiagnose. Da dieser Ansatz in Deutschland somit auch Anwendung finden wird, beziehen sich die Aussagen in diesem Buch auf alle drei Subdiagnosen, wenn von Autismus-Spektrum-Störungen (ASS) gesprochen wird.

Autismus-Spektrum-Störungen sind nicht durch ein einzelnes Symptom gekennzeichnet, sondern gehen mit vielen verschiedenen Symptomen einher, die in unterschiedlicher Kombination vorliegen können. Sind mehrere dieser Symptome vorhanden, kann von Psychologen und Psychiater eine entsprechende Autismus-Diagnose gestellt werden. Die verschiedenen Autismus-Symptome lassen sich wiederum drei Symptombereichen zuordnen:

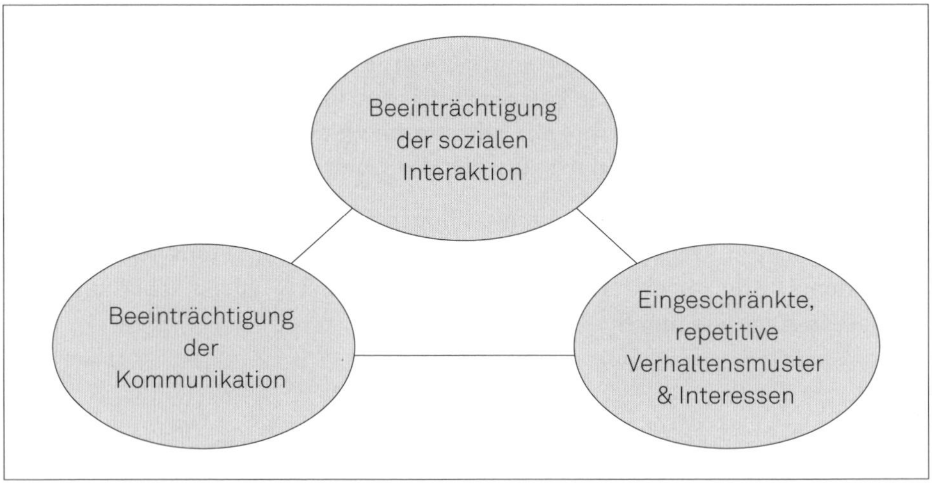


**Abbildung 1:** Symptomtrias von Autismus-Spektrum-Störungen

## 2.1.1 Beeinträchtigungen der sozialen Interaktion

Kinder und Jugendliche mit einer ASS zeigen häufig eine reduzierte sozio-emotionale Gegenseitigkeit. So fällt es ihnen oftmals schwer, die sozial-kommunikativen Signale von anderen (Mimik, Gestik, Blickverhalten, verbale Anspielungen, Gefühlslage etc.) zu erkennen und zu deuten. Solche Signale helfen uns üblicherweise, unser eigenes Verhalten entsprechend anzupassen und zu regulieren und bilden somit die Basis für eine gelingende soziale Interaktion. Kann man diese Signale der anderen nicht oder weniger gut interpretieren, zieht das oft Schwierigkeiten bei der Anbahnung und Aufrechterhaltung von Kontakten nach sich. So können z. B. das physische Nähe/Distanz-Verhalten auffällig sein (zu nah/zu distanziert) oder die Betroffenen werden als unfreundlich oder unhöflich missverstanden, weil sie nicht oder nicht angemessen auf die Gefühlslage des Gegenübers reagieren, keine passende Aufmerksamkeitszuwendung zeigen oder nicht merken, dass der andere sie gerade freundlich angelächelt hat. Das fehlende Herstellen gemeinsamer Aufmerksamkeit auf ein Objekt (z. B. ein Spielzeug) oder Ereignis (z. B. etwas Lustiges passiert) ist eines der frühesten Symptome bei ASS. Auch kann die Imitation als Werkzeug für soziales Lernen oftmals nicht oder nur eingeschränkt genutzt werden. Die gesamte Interaktionsgestaltung, auch in Bezug auf gemeinsames Spiel, das Lösen von Konflikten etc. stellt somit eine Herausforderung für die Betroffenen dar. In der Folge fällt es vielen Menschen mit ASS schwer, Freundschaften zu knüpfen und aufrecht zu erhalten. Soziale Interaktion mit Gleichaltrigen (und auch Erwachsenen) stellt somit für viele Schüler eine Anforderung im Alltag dar, die Hilfestellungen erforderlich macht. Die geschilderten Symptome sind daher unter dem Bereich „Beeinträchtigung der sozialen Interaktion" zusammengefasst, wirken sich letztlich jedoch auch auf andere Symptombereiche aus.

### 2.1.2 Beeinträchtigungen der Kommunikation und Sprache

Auffälligkeiten in der Kommunikation und Sprache sind ein zentrales Merkmal von ASS. Der Spracherwerb variiert allerdings stark über das Spektrum. So entwickeln ca. 30 % der Betroffenen keine oder nur eingeschränkte gesprochene Sprache (Tager-Flusberg & Kasari, 2013). Andere wiederum, insbesondere Kinder mit der Subdiagnose Asperger-Syndrom, zeigen eine zeitgerechte oder sogar frühe Sprachentwicklung und erreichen auch ein gutes oder sehr gutes sprachliches Niveau. Allen Kindern und Jugendlichen aus dem Autismus-Spektrum sind jedoch kommunikative Schwierigkeiten gemeinsam, die den verbalen Austausch mit anderen erschweren. Bei unauffälliger Sprachentwicklung, die zeitgerecht ist und mit einem guten Wortschatz einhergeht, ist dennoch eine fehlende Wechselseitigkeit in der Kommunikation und ein Monologisieren über Spezialinteressen (wie Pauls Sonderinteresse für Bionik im Fallbeispiel) nicht selten. Dies reduziert die Fähigkeit zum dialogischen Austausch. Auch sind Besonderheiten in Sprachmelodie und Betonung möglich (z. B. eher flache und monotone Sprachmelodie), wodurch eine weitere Möglichkeit, kommunikative Bedeutung zu vermitteln, reduziert ist.

Betroffene mit eingeschränkter, stark verzögerter oder ganz fehlender verbaler Sprachentwicklung, zeigen Schwierigkeiten im Sprachverständnis und dem eigenen verbalen Sprachausdruck.

Manche Kinder mit ASS zeigen eine verzögerte oder unmittelbare Echolalie – ein nicht funktionales Nachsprechen von zuvor Gesagtem. Es können auch sog. Neologismen vorkommen, also Wortneuschöpfungen, die bislang so nicht existieren und manchmal nicht oder nicht sofort von anderen verstanden werden (z. B. „Plix" für Papierschnipsel oder „Blutrohre" für menschliche Adern). Manche Betroffenen zeigen auch ein Vertauschen der Personalpronomina (z. B. „Du bist dran" statt „Ich bin dran" oder „Hast du Durst?" anstelle von „Ich habe Durst"), was die verbale Kommunikation mit anderen bisweilen deutlich erschwert.

Eine Herausforderung, die auch im Schulalltag eine Rolle spielen kann, ist das oftmals reduzierte Sprachverständnis, das sich innerhalb des Spektrums unterschiedlich äußert. So kann einerseits ein geringer passiver Wortschatz grundsätzlich das Verstehen von Sprache erschweren. Andererseits können auch Schwierigkeiten bei der inhaltlichen Interpretation von sarkastischer, ironischer oder metaphorischer Sprache, aufgrund einer konkretistischen (zu wortwörtlichen) Denkweise, den kommunikativen Austausch erschweren.

Die beschriebenen kommunikativen Schwierigkeiten können nicht durch vermehrte oder besonders anschauliche Gesten kompensiert werden, da auch Einschränkungen der nonverbalen Kommunikation ein Symptom von ASS darstellen. So werden insgesamt weniger Gesten in Form von Nicken/Kopfschütteln, Zeigegesten, beschreibenden Gesten (z. B. für „so groß") oder sprachbegleitenden Gesten, die dem Gesagten emotionalen Ausdruck verleihen, gezeigt. Auch der Blickkontakt ist insgesamt reduziert und oft auch nicht sozial moduliert an die Situation angepasst (flexible Blickwechsel). Darüber hinaus zeigt sich eine reduzierte Bandbreite im mimischen Ausdruck, so dass öfter der gleiche Gesichtsausdruck gezeigt wird und andere Menschen oftmals nicht gut erkennen können, was in dem Kind oder Jugendlichen mit ASS vorgeht.

All dies erschwert es den Betroffenen auch, sich mitzuteilen, anderen zu sagen, was man benötigt, was zu viel oder zu schwer ist, oder wo gerade Hilfe benötigt wird. Die geschilderten Symptome werden unter dem Bereich „Eingeschränkte Sprache und Kommunikation" zusammengefasst, beeinflussen aber in der Konsequenz auch die soziale Interaktion mit anderen, da für gelingenden sozialen Kontakt auch kommunikative Fähigkeiten benötigt werden.

### 2.1.3 Eingeschränkte, repetitive Verhaltensmuster und Interessen

Ein dritter Symptombereich zeigt sich in Form von eingeschränkten, repetitiven Verhaltensweisen und Interessen. Damit sind häufige, sich wiederholende, nicht funktionale Handlungen gemeint, die in ihrer Qualität oder Intensität nicht im üblichen Spielverhalten vorkommen. So werden z. B. stereotyp Lichtschalter an-

und ausgeschaltet, Türen auf- und zugemacht, Räder von Spielzeugautos intensiv gedreht oder andere Teile von Objekten wiederholt betätigt. Manche Kinder und Jugendliche mit ASS zeigen auch sich wiederholende motorische Handlungen oder Bewegungen wie z. B. Wedeln der Hände, ein Drehen der Finger vor den Augen oder ein Schaukeln des Oberkörpers (sogenannte Manierismen). Dieses Symptom ist besonders bei Anspannung oder Freude zu beobachten.

Insbesondere bei höherem Funktionsniveau können sogenannte Spezialinteressen gezeigt werden. Dies meint die zeitlich sehr intensive wiederholte Beschäftigung mit Spezialthemen, die inhaltlich sehr unterschiedlich sein können und oft auch über alterstypische Themen hinausgehen: z. B. technisch-naturwissenschaftliche Themen wie bei Paul aus dem Fallbeispiel die Bionik. Aber auch Astrophysik, Mechatronik oder die Gattung der Kolibris, ein bestimmtes historisches Zeitalter, Umwelt, Mangas, Bäckertüten oder Weihnachtslieder können ein intensives Sonderinteresse darstellen. Die Inhalte der Sonderinteressen sind somit sehr vielfältig. Auf den ersten Blick mögen diese Interessen vielleicht wie ein Hobby wirken – schließlich beschäftigen sich viele Kinder und Jugendlichen zeitweise vermehrt mit einem bestimmten Thema (z. B. Dinosaurier, Pferde oder Flugzeuge). Spezialinteressen gehen im zeitlichen Umfang jedoch deutlich über die übliche Beschäftigung mit Hobbies hinaus, sind oftmals schwer eingrenzbar und können sich negativ auf die soziale Integration des Betroffenen in die Gleichaltrigengruppe oder sogar die Familie auswirken. In diesen Themen wird bisweilen eine beeindruckende Expertise erworben, was als Ressource zu sehen ist. Andererseits erschwert es oft den spielerischen Austausch mit Gleichaltrigen, die diese Interessen nicht teilen oder nicht verstehen können. So führen sie nicht selten zu Einschränkungen bei den sozialen Kontakten des Betroffenen

Sensorische (also wahrnehmungsbezogene) Interessen sowie Über- oder Unterempfindlichkeiten bei sensorischen Reizen können ebenfalls bei Menschen mit einer ASS vorkommen. So lässt sich einerseits reizsuchendes Verhalten beobachten (z. B. wiederholtes Befühlen von Oberflächen oder Gegenständen, intensives Anschauen von Lichtimpulsen in Spielzeugen oder Lampen etc.). Andererseits werden manche Reize auch als stärker aversiv erlebt (z. B. Gerüche oder Geräusche erscheinen intensiver oder lauter, als bei anderen, Geschmack oder Textur von Essen wird als unangenehm empfunden etc.). Dies führt, wie im Fallbeispiel von Paul ersichtlich, nicht selten zu rückzügigem Verhalten, wenn eine Situation zu viele Reize beinhaltet (z. B. die Schulcafeteria).

Auch das zwanghafte Festhalten an nicht-funktionalen Handlungen oder Objekten kann ein Symptom von ASS darstellen. So gibt es Kinder, die nur bestimmte Kleidung tragen können oder nur aus einem bestimmten Gefäß essen oder trinken können, die immer den gleichen Weg gehen müssen und häufig auf Veränderungen mit Angst oder Verzweiflung reagieren. Alle Kinder mögen gewisse Routinen und zeigen auch Phasen, in denen sie sich intensiv mit einer bestimmten

Sache beschäftigen, in ihrer Qualität und Intensität gehen diese Verhaltensweisen bei ASS jedoch über die übliche Entwicklung hinaus und hemmen so eine progressive Entwicklung, eine Interessenerweiterung und das Knüpfen von sozialen Kontakten. Diese Verhaltensweisen stellen für Betroffene und ihre Familien bisweilen deutliche Herausforderungen dar, insbesondere dann, wenn sie von zwanghafter oder aversiver Qualität sind.

All diese Symptome zählen zum Bereich der „eingeschränkten, repetitiven Verhaltensmuster und Interessen" wirken sich aber ebenfalls auf die anderen Symptombereiche aus.

Autismus-Spektrum-Störungen stellen somit immer einen ganzen Symptomkomplex dar – mit unterschiedlichen Ausprägungen und Gewichtungen in den drei beschriebenen Symptom-Bereichen. Somit wird auch deutlich, weshalb ASS als tiefgreifende Entwicklungsstörungen definiert sind, finden sich doch zahlreiche Besonderheiten in unterschiedlichen Kompetenzbereichen der Entwicklung.

Sollten Sie mehrere der oben beschriebenen Verhaltensauffälligkeiten bei einem Schüler beobachten, der noch keine ASS-Diagnose hat, könnten Sie die Eltern zunächst an den Kinderarzt oder direkt an ein entsprechend ausgewiesenes Fachzentrum (siehe Kapitel 5 Diagnose) verweisen. Da ASS eine lebenslange Beeinträchtigung mit sich bringen, ist es für eine erfolgreiche Beschulung und die weitere Entwicklung wichtig, eine gesicherte Diagnose stellen zu lassen – auch, um eine oftmals nötige Behandlung erhalten zu können.

## 2.2 Häufigkeit

In den Leitlinien der Arbeitsgemeinschaft der „Wissenschaftlichen Medizinischen Fachgesellschaften e. V." (AWMF) werden von Fachleuten zu verschiedenen Diagnosen – darunter auch Autismus-Spektrum-Störungen – umfassend und systematisch (Meta-)Studien ausgewertet und daraus wissenschaftlich begründbare Erkenntnisse zu Ursachen, Häufigkeit sowie Empfehlungen zur Diagnostik und Behandlung und weiteren Aspekten abgeleitet. „S3" steht dabei für die höchste methodische Qualität, die in diesem System erreicht werden kann. Solche Leitlinien bilden somit den aktuellen Stand der Wissenschaft ab, daher wird sich im Folgenden öfter auf die entsprechende Leitlinie für ASS bezogen.

Laut der AWMF-Diagnostik-Leitlinie für Autismus-Spektrum-Störungen (AWMF S3-LL, 2016) ist aktuell mindestens eines von 160 Kindern von einer ASS betroffen. Damit wird deutlich, dass es sich nicht um eine seltene Erkrankung handelt und dass es wichtig und notwendig ist, sich auch im Kontext von Schule mit dieser tiefgreifenden Entwicklungsbesonderheit zu befassen. Die Anzahl der Autismusdiagnosen ist in den letzten Jahrzenten gestiegen (AWMF S3-LL, 2016). Die

Frage, ob ASS folglich zunehmen, lässt sich dennoch aktuell nicht präzise beantworten, da der Vergleich der aktuellen Häufigkeit mit der Rate der Neudiagnosen problematisch ist. Dafür gibt es mehrere Gründe: Zum einen ändern sich die Diagnosekriterien im Laufe der Jahre immer wieder und somit auch die Definition dessen, was als eine ASS erachtet wird. Dies wirkt sich entsprechend darauf aus, ob mehr oder weniger Personen in sogenannte epidemiologische Studien eingeschlossen bzw. identifiziert werden, die sich mit der Häufigkeit von ASS beschäftigen. Zum anderen verbessern sich auch die Möglichkeiten der Diagnosestellung (siehe Kapitel 5) und das Bewusstsein für diese Entwicklungsstörung in der Bevölkerung, so dass Menschen, die von einer ASS betroffen sind, zunehmend auch entsprechend häufiger diagnostiziert werden. Die familiäre Häufung spricht allerdings eher gegen eine „echte" Zunahme, wobei auch mögliche epigenetische Mechanismen (Veränderungen der Genaktivität) noch nicht ausreichend erforscht sind. Diese Aspekte erschweren somit eine Einschätzung der echten Häufigkeitsentwicklungen deutlich. Folglich liegen aktuell keine belastbaren Zahlen vor, die den Schluss erlauben, dass ASS tatsächlich zunehmen.

Bei ASS bestehen deutliche Geschlechterunterschiede. So gibt es mehr männliche als weibliche Betroffene. Es sind insgesamt zwei- bis dreimal mehr Jungen als Mädchen betroffen (AWMF S3-LL, 2016).

## 2.3 Komorbiditäten (Begleitstörungen)

Intellektuelle Beeinträchtigungen liegen bei mehr als der Hälfte der Kinder- und Jugendlichen mit einer ASS vor (Lai, Lombardo & Baron-Cohen, 2014). Tendenziell werden mehr Studien mit Betroffenen mit höherem Funktionsniveau durchgeführt, insofern ist die Generalisierbarkeit dieser Ergebnisse auf das ganze Spektrum fraglich. Bei Kindern und Jugendlichen mit einer ASS sind Ausprägungen der Intelligenz von deutlicher geistiger Beeinträchtigung bis hin zur Hochbegabung möglich.

An dieser Stelle weisen wir auch darauf hin, dass sich bei Menschen mit ASS die Performanz in einer Leistungssituation bisweilen beträchtlich vom eigentlich vorhandenen Potential unterscheiden kann. So gelingt es ihnen manchmal aufgrund ihrer Symptomatik nicht, ihr Können auch zu zeigen, was eine fundierte Einschätzung der kognitiven Fähigkeiten erschweren kann. Manche Kinder und Jugendlichen mit einer ASS laufen auch im schulischen Alltag entsprechend Gefahr, hinter ihren Möglichkeiten zurück zu bleiben. Da die kognitiven Fähigkeiten aber auch innerhalb einer Person ein sehr heterogenes Profil bilden (starke Diskrepanzen zwischen Stärken und Schwächen aufweisen), kann eine Über- aber auch Unterforderung leicht entstehen. Kinder oder Jugendliche mit guten sprachlichen Fähigkeiten aber deutlichen Wahrnehmungs- oder Aufmerksamkeitsproblemen werden folglich manchmal überschätzt. Umgekehrt können Kinder mit geringeren sprachlichen Fähigkeiten, aber Stärken im visuell-logischen Denken, leicht unterschätzt werden. Insbesondere bei starken Verhaltensproblemen werden vereinzelte Schüler in einer Schulform oder in einem Umfang unterrichtet, die eigentlich unter ihren kognitiven Möglichkeiten liegen, weil der Schultag nur so zu bewältigen scheint.

Es ist somit überaus wichtig, mögliche Begleitstörungen wie z. B. eine Aktivitäts- und Aufmerksamkeitsstörung mit oder ohne Hyperaktivität (ADHS/ADS) oder andere Verhaltensauffälligkeiten zu kennen und bei schulischen Anforderungen an das jeweilige Kind oder den Jugendlichen entsprechend zu berücksichtigen (und ggf. behandeln zu lassen), um eine potentialgerechte Beschulung sicherstellen zu können.

Emotionale Probleme, Angststörungen und oppositionelles Verhalten sind die häufigsten Begleitstörungen bei Kindern und Jugendlichen im Autismus-Spektrum. Etwas weniger als ein Drittel der Kinder und Jugendlichen mit Autismus-Spektrum-Störung leidet zusätzlich an einer ADHS/ADS. Darüber hinaus können motorische Probleme, Schwierigkeiten beim Essen z. B. in Form von stark selektivem Essverhalten sowie gastrointestinale Störungen oder Schlafprobleme auftreten und stellen dann eine zusätzliche Belastung für die Betroffenen und ihre Familien dar (AWMF S3-LL, 2016). Zudem können sie zu entsprechenden Herausforderungen im Schulalltag führen.

Autismus-Spektrum-Störungen sind als tiefgreifende Entwicklungsstörungen definiert. Innerhalb des Spektrums unterscheiden sich die Kinder- und Jugendlichen mit Autismus-Spektrum-Störungen in ihrer Symptomatik und dem Funktionsniveau bzw. Schweregrad.

Menschen mit einer Autismus-Spektrum-Störung zeigen Besonderheiten in drei Symptombereichen:

- der sozialen Interaktion,
- der Kommunikation und Sprache
- eingeschränkten, repetitiven Verhaltensmustern und Interessen

Ca. eines von 160 Kindern ist von einer ASS betroffen. Dabei erhalten Jungen häufiger die Diagnose als Mädchen. Manche Betroffene erhalten neben der ASS noch weitere Diagnosen wie z. B. Aktivitäts-und Aufmerksamkeitsstörungen, Angststörungen oder Depressionen, die sich zusätzlich im Schulalltag bemerkbar machen können.

# 3 Ursachen

Die Ursachen Autismus-typischer Verhaltensweisen zu kennen, ist bei Gesprächen mit Eltern und deren Kindern im Autismus-Spektrum sowie für die Entwicklung einer eigenen Haltung dem Schüler gegenüber von Vorteil. Oftmals werden Eltern in Situationen in der Öffentlichkeit, in denen ihr Kind herausfordernde Verhaltensweisen (siehe Kapitel 6) zeigt, für dieses Verhalten des Kindes und ihre vermeintlich schlechte Erziehung direkt verantwortlich gemacht. Kommentare wie „Die müssen halt mal konsequenter sein!“ oder „Das Kind ist ja schlecht erzogen!“ werden oft, z. B. im ÖPNV oder bei Elternabenden, recht unverblümt von fremden Personen an die Eltern gerichtet. Für Eltern und Betroffene selbst ist es aus verschiedenen Gründen von zentraler Bedeutung, dass zumindest ihr engeres Umfeld die Hintergründe ihrer Beeinträchtigung kennt.

Den Eltern und dem Schüler mit Interesse und mehr Verständnis zu begegnen ist angesichts der tatsächlichen Ursachen von Autismus-Spektrum-Störungen also ein weitaus besserer Ansatz.

Die Informationen in diesem Kapitel stammen aufgrund der wissenschaftlichen und methodisch herausragenden Qualität hauptsächlich aus der „S3-Leitlinie“ für ASS (siehe oben). Die wichtigsten Punkte daraus werden hier aufgegriffen.

## 3.1 Biologisch-genetische und Umweltrisikofaktoren

In der aktuellen Forschung werden viele mögliche Ursachen für ASS untersucht. In diesem Kapitel werden biologisch-genetisch bedingte Veränderungen des zentralen Nervensystems sowie Umweltrisikofaktoren, die in der Schwangerschaft wirken, dargestellt. Diese beiden Felder gelten aktuell als Hauptursachen bei der Entstehung von ASS. Die zugrundeliegenden Mechanismen sind äußerst vielfältig und komplex, und die Ursachenforschung ist noch nicht abgeschlossen (AWMF S3-LL, 2016); ein eindeutiges Entstehungsmodell kann nicht benannt werden.

Ein häufig diskutierter Aspekt in Bezug auf Entwicklung(sstörungen) ist die Frage nach „Anlage vs. Umwelt“. Zahlreiche Entwicklungsbereiche sind biologisch (genetisch oder epigenetisch) vorgebahnt. Insofern spielt die Anlage grundsätzlich eine große Rolle in Bezug auf die kindliche Entwicklung. Besonders deutlich ist dies bei entwicklungspsychiatrischen Erkrankungen, wie z. B. ASS (Johnson et al., 2015). Jedoch findet Entwicklung immer auch in Interaktion mit der Umwelt statt, sodass Umweltbedingungen die Entwicklung langfristig auch beeinflussen können. Grundsätzlich wird davon ausgegangen, dass bei der Entstehung psychischer Erkrankungen genetische und Umweltfaktoren zusammenhängen können und die Verknüpfungen beider Faktoren mannigfaltig sind.

Wenn in diesem Zusammenhang von einer „Erblichkeit" (Heritabilität) gesprochen wird, meint dies „den Anteil an der Gesamtvarianz eines phänotypischen Merkmals in einer Population, der auf genetische Unterschiede zurückgeführt werden kann" (Lieb, 2006 in: Wittchen und Hoyer, S. 272). Stark vereinfacht gesagt, steht der Begriff Heritabilität hier somit für die Erblichkeit von autismusspezifischen Merkmalen.

Es wurden in zahlreichen Studien Risikofaktoren gefunden, deren Vorliegen die Wahrscheinlichkeit für eine ASS erhöhen. So wurden biologisch-genetische Risikofaktoren gefunden, die einzelne Gene (sog. monogene Erkrankungen) oder eine Kombination von mehreren Genen (polygene Erkrankungen) gleichzeitig betreffen und die eine ASS verursachen können. Monogene Erkrankungen können von den Eltern vererbt werden, teilweise entstehen diese aber auch durch „Keimbahnmutationen" ganz neu („de novo Mutationen") in der frühen Entwicklung des Ungeborenen. Dabei tritt das Erbgut einer Zelle spontan verändert auf und gibt dieses dann so an die nächste Zellgeneration weiter. Dies gilt ebenso für chromosomale Störungen, bei denen bspw. Abschnitte von bestimmten Chromosomen dupliziert auftreten. Bei polygenen Erkrankungen gelten Gen-Umwelt-Interaktionen als Ursache (AWMF S3-LL, 2016).

Die Umweltrisikofaktoren, die vor allem während der Schwangerschaft früh auf das Ungeborene wirken und als bedeutend für die Entstehung einer ASS herausgestellt wurden, sind somatische Erkrankungen der Mutter sowie unbeabsichtigte Einflüsse einer medikamentösen Behandlung während der Schwangerschaft. Vor allem das zur Behandlung von Epilepsien eingesetzte Antiepileptikum Valproat© sowie Antidepressiva (Selektive Serotonin-Wiederaufnahmehemmer, SSRI) gelten dabei als Risikofaktoren. Virusinfektionen während der Schwangerschaft (besonders Röteln und Herpes) sowie ein Diabetes mellitus der Mutter vor und während der Schwangerschaft werden ebenfalls als Risikofaktoren benannt (AWMF S3-LL, 2016). Auch die Belastung durch Umweltgifte, Frühgeburtlichkeit (Geburt vor der 32. Schwangerschaftswoche), Gehirnblutungen mit der Folge einer infantilen Zerebralparese und ein geringes Geburtsgewicht gelten als Risikofaktoren für die Entstehung einer ASS-Symptomatik (Freitag, Kitzerow, Medda, Soll & Cholemkery, 2017).

Ein höheres Alter der Eltern zum Zeitpunkt der Zeugung zählt ebenfalls als Ursache, da in höherem Alter vermutlich häufiger Spontanmutationen, chromosomale Abweichungen sowie Veränderungen der Genaktivität (epigenetische Veränderungen) auftreten – und zugleich die Reparaturmechanismen mit zunehmendem Alter abnehmen. Schwangerschafts- und Geburtskomplikationen sind indes eher im Zusammenhang mit einer vorliegenden genetischen Grunderkrankungen zu sehen; diese sind häufig Ursache für solche Ereignisse und können auch bei Kindern mit einer ASS auftreten (AWMF S3-LL, 2016).

## 3.2 Veränderte Gehirnentwicklung und -differenzierung

Personen mit einer ASS weisen durch das Auftreten dieser genannten biologisch-genetischen- und Umweltrisikofaktoren eine veränderte Gehirnentwicklung und -differenzierung in den Gehirnarealen auf, die für die Wahrnehmung und Verarbeitung von Reizen, aber auch für soziale Fertigkeiten, eine gelingende Handlungsplanung sowie für Fähigkeiten der Aufmerksamkeitskontrolle wichtig sind. Letztlich führen sie dadurch auch zu den beobachtbaren autismusspezifischen Symptomen, die in den vorherigen Kapiteln beschrieben wurden und die Auswirkungen auf den (schulischen) Alltag haben (Freitag et al., 2017).

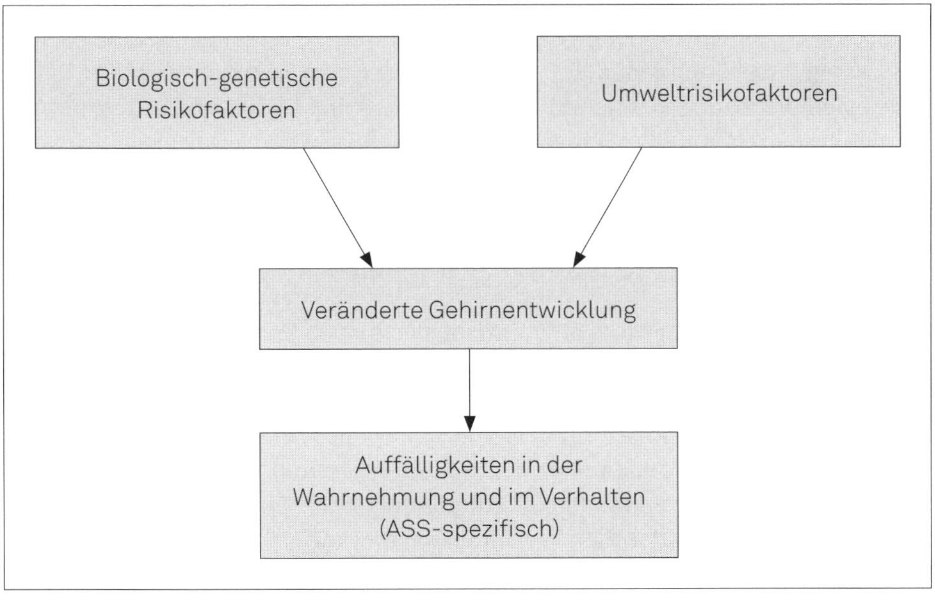


**Abbildung 2:** Ursachen und Folgen von ASS

## 3.3 Familiäre Häufung

Weil es, wie beschrieben, mehrere Ursachen für ASS geben kann, lässt sich keine exakte Zahl für das Risiko einer Vererbung benennen. Je nach angenommener Prävalenz und in die Studie eingeschlossener Personen (z. B. eineiige vs. zweieiige Zwillinge) variiert das ermittelte Risiko durchaus. Es ist insgesamt jedoch von einer Risikospanne von 64 % bis 91 % auszugehen (Tick, Bolton, Happe, Rutter & Rijsdijk, 2016). Diese Zahlen deuten darauf hin, dass genetische Faktoren eine große Rolle spielen. Ein weiterer wichtiger Faktor, z. B. in der genetischen Beratung, ist das sogenannte Widerholungsrisiko für ein weiteres Kind. „Das Wiederholungsrisiko bei Geschwistern ist ca. 20-fach erhöht." (Freitag et al., 2017, S. 762). Sandin, Lichtenstein, Kuja-Halkola, Larsson, Hultman und Reichenberg (2014) geben an, dass die Wahrscheinlichkeit, bei einem weiteren Kind ebenfalls eine ASS-Diagnose zu erhalten, zwischen 10 % und 20 % liegt, wenn der zugrunde liegende Risikofaktor nicht bekannt ist.

Ist der Risikofaktor bekannt, kann sich das sog. „spezifische Wiederholungsrisiko" sowohl zugunsten als auch weiter zuungunsten für ein weiteres Geschwisterkind mit einer ASS-Diagnose verändern (AWMF S3-LL, 2016).

## 3.4 Ausgeschlossene Risikofaktoren

Als Risikofaktor ausgeschlossen werden nach aktueller Forschungslage Impfungen. Besonders die 3-fach-Impfung gegen Röteln, Masern und Mumps wird in diesem Zusammenhang häufig genannt. Da diese Impfung zum Zeitpunkt der U9-Kindervorsorgeuntersuchung (5–6 Jahre) empfohlen wird und in diesem Zeitfenster ASS oftmals besonders auffällig werden, besteht zwar möglicherweise ein zeitlicher, jedoch kein ursächlicher Zusammenhang (Taylor, Swerdfeger & Eslick, 2014). Tabak- und Alkoholkonsum gelten nicht als autismusspezifischer Einflussfaktor, sollten aber aufgrund der schädigenden Wirkung während einer Schwangerschaft dennoch grundsätzlich vermieden werden (Freitag et al., 2017).

Psychosoziale Faktoren, wie z. B. Traumata, bestimmte Erziehungsstile der Eltern (das Schlagwort „Kühlschrankmutter" steht dabei wohl stellvertretend für viele unberechtigte Vorwürfe, denen sich Mütter betroffener Kinder häufig in den 1940er-Jahren stellen mussten), negative Schul- oder sonstige Erfahrungen verursachen keine ASS, können aber den Schweregrad und den Verlauf sowie die möglicherweise auftretenden Begleiterkrankungen wie Depressionen, Angststörungen sowie herausfordernden Verhaltensweisen, wie z. B. (Auto-)Aggressionen, beeinflussen (Freitag et al., 2017).

Sollte ungünstiges Elternverhalten beobachtet werden, ist dies eher als Folge denn als Ursache der ASS des Kindes zu sehen, da manchmal die üblichen Erziehungstechniken nicht ganz passen oder ausreichen. Schuldzuweisungen sind dementsprechend weder gerechtfertigt noch hilfreich.

ASS sind eine der psychischen Störungen mit der höchsten Heritabilitätsrate. Als Ursache für die Entstehung von Autismus-Spektrum-Störungen gelten nach aktueller Forschungslage biologisch-genetische und Umweltrisikofaktoren, die auf die neuronale Entwicklung des Ungeborenen wirken. Aufgrund der veränderten Gehirnentwicklung in bestimmten Arealen ergeben sich eine veränderte Wahrnehmung und Verarbeitung von Umweltreizen sowie autismusspezifische Verhaltensauffälligkeiten.

Als Risikofaktor ausgeschlossen werden Impfungen und psychosoziale Faktoren. Letztere haben jedoch Auswirkungen auf den Schweregrad und Verlauf von Autismus-Spektrum-Störungen.

# 4 Folgen

Wie im vorigen Kapitel dargestellt, führt die veränderte Hirnentwicklung bei Autismus-Spektrum-Störungen (ASS) zu Auffälligkeiten in der Wahrnehmung und Verarbeitung von Informationen, was sich schließlich in autismustypischen Verhaltensweisen („Autismus-Symptomen“) beobachten lässt.

Dabei wird davon ausgegangen, dass mehrere Hirnfunktionen betroffen sind, was auch die weitere Entwicklung beeinflusst und tiefgreifend verändert und somit großen Einfluss auf das Lernverhalten der Betroffenen hat. Dies verdeutlicht auch, weshalb die Beschulung bisweilen anders umgesetzt werden muss, als bei „neurotypisch“ (ohne ASS-Diagnose) entwickelten Menschen.

Im Rahmen von ASS sind folgende Aspekte der neuropsychologischen Besonderheiten für den schulischen Alltag relevant und werden in diesem Kapitel erläutert:

- Aufmerksamkeit
- Soziale Kognition
- Verhaltenssteuerung und Selbstregulation
- Wahrnehmungsbesonderheiten
- Motorik

Kenntnisse über diese neuropsychologischen Hintergründe liefern oftmals eine Erklärung für das Verhalten und die Schwierigkeiten im Alltag von Menschen mit ASS und helfen somit dem Umfeld, die betroffenen Kinder und Jugendlichen besser zu verstehen. Auch ein fördernder Umgang mit diesen Verhaltensbesonderheiten lässt sich so mit mehr Verständnis und Erfolg umsetzen. Liegt z. B. eine sensorische Überempfindlichkeit vor, kann es schnell zu einer Reizüberflutung kommen, der z. B. mit einer (vorübergehend) reizarmen Umgebung begegnet werden sollte (siehe Kapitel 6).

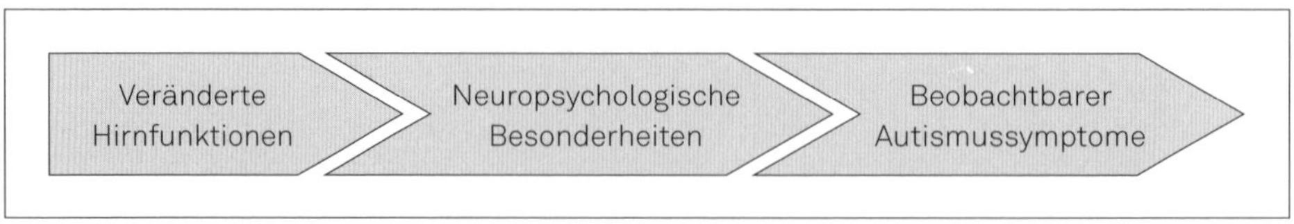


**Abbildung 3:** (Schematisch vereinfachter) Zusammenhang zwischen Hirnfunktion und Verhalten

Oftmals führen die neuropsychologischen Besonderheiten bei den Betroffenen zu einem höheren Grad an Anspannung, was Stresserleben und Frustration nach sich ziehen kann. In der Folge können dann auch herausfordernde Verhaltensweisen auftreten (impulsive und (auto-)aggressive Durchbrüche, starke Rigidität etc.). So reagiert z. B. Paul aus dem Fallbeispiel mit sozialem Rückzug und autoaggressiven Handlungen (in die Hand beißen), wenn in der Schulcafeteria zu viele Reize gleichzeitig auf ihn einströmen. Manchmal zeigt er solche Verhaltensweisen auch im Unterricht. In einigen Fällen kann eine potentialgerechte Beschulung somit verhindert oder zumindest erschwert werden. Diese herausfordernden Verhaltensweisen werden von Lehrkräften nachvollziehbarerweise häufig als belastend empfunden. Der adäquate Umgang damit stellt nach Aussagen von Lehrkräften eine häufige Wissenslücke in Bezug auf Autismus-Spektrum-Störungen dar.

Sind in diesen zentralen neuropsychologischen Kompetenzen Schwierigkeiten vorhanden, sollte die Gestaltung der Lernsituation und der Umgang mit Reizen ggf. neu überdacht und möglicherweise der Tagesablauf anders unterstützt werden. Um dies im Schulalltag auch realistisch umsetzen zu können, sind in Kapitel 6 entsprechende Unterstützungsmaßnahmen in Form konkreter, praktischer Tipps zu finden.

Neuropsychologische Besonderheiten sind die Folge veränderter Hirnfunktionen bei ASS. Sie wirken sich auf Wahrnehmung, das Verhalten und die weitere Entwicklung der Kinder und Jugendlichen aus und können auch zu Herausforderndem Verhalten (z. B. (Auto)aggressionen) führen. Die genaue Kenntnis dieser neuropsychologischen Besonderheiten ermöglicht größeres Verständnis und anschließend einen fördernden Umgang mit den Betroffenen und bildet somit die Basis für eine potentialgerechte Beschulung.

## 4.1 Aufmerksamkeit

Aufmerksamkeitsprozesse steuern, was wir in unserer Umwelt wahrnehmen, worauf wir uns fokussieren und ebenso, was wir als unwichtig ausblenden. Die Aufmerksamkeit bildet somit eine wesentliche Basis für die Aufnahme und Verarbeitung von Wissen und die kompetente Handhabung zahlreicher Situationen. Sie ist zudem auch für die Interaktion mit der sozialen Umwelt, wie z. B. im Kontakt mit Mitschülern und Lehrerkräften, von Bedeutung. Eltern- und Lehrkräftebefragungen ergaben, dass Kinder und Jugendliche mit einer Autismus-Spektrum-Störung (ASS) oftmals aufmerksamkeitsbezogene Schwierigkeiten zeigen (Goldstein & Schwebach, 2004; Leyfer, Folstein, Bacalman, Davis, Dinh, Morgan, Tager-Flusberg & Lainhart, 2006; Sinzig, Walter & Doepfner, 2009), sogar bereits dann, wenn sie nicht noch eine zusätzliche Aktivitäts-und Aufmerksamkeitsstörung mit oder ohne Hyperaktivität (ADHS/ADS) als Diagnose haben (van der Meer, Oerlemans, van Steijn, Lappenschaar, de Sonneville, Buitelaar & Rommelse, 2012).

Aufmerksamkeitsprozesse sind in nahezu allen sozialen Lernsituationen von zentraler Bedeutung. Liegen hier Beeinträchtigungen vor, kann möglicherweise dem Unterricht weniger gut gefolgt werden, wichtige Informationen werden überhört oder übersehen bzw. unwichtige Geschehnisse nicht von wichtigen, beachtenswerten unterschieden. Treten zugleich mehrere wichtige Ereignisse auf, kann das auch zu Überforderung führen. All das macht mehr Strukturierung und Steuerung der Aufmerksamkeit durch die Lehrkraft erforderlich, damit der Schüler am Unterrichtsgeschehen ausreichend teilhaben kann. Im Folgenden werden verschiedene Aspekte von Aufmerksamkeit unterschieden, die häufig bei Menschen mit ASS eingeschränkt oder verändert sind (z. B. Boxhoorn, Lopez, Schmidt, Schulze, Hänig & Freitag, 2018).

Typische Auffälligkeiten bei ASS im Bereich Aufmerksamkeit:

- *Veränderte Aufmerksamkeitsfokussierung*
  Entweder wandert die Aufmerksamkeit unaufhaltsam durch den Raum und fokussiert sich zu wenig oder aber sie haftet an bestimmten, aktuell nicht relevanten Reizen. In beiden Fällen resultiert eine fehlende Fokussierung auf das Wesentliche, nämlich das eigentliche Unterrichtsgeschehen. Schüler mit einer ASS können also Äußerungen der Lehrkraft überhören oder Tafelbilder bzw. -texte übersehen und den Anschluss an den Unterricht verlieren.
- *Reduzierte geteilte („gesplittete") Aufmerksamkeit*
  Schwierigkeiten, mehreren wichtigen Dingen zugleich Aufmerksamkeit zu schenken: Z. B. der Aufgabe in der Klausur und der Zeit, die abläuft, oder den Äußerungen der Lehrkraft und den Texten im Buch gleichermaßen Aufmerksamkeit schenken und flexibel dazwischen wechseln zu können. So werden Dinge übersehen bzw. nicht beachtet (z. B. zeitliche Einteilung der Aufgaben bei Klausuren, Überhören der neuen Hausaufgaben, Zusammenhang zwischen verbalen Aussagen und Textstellen nicht herstellen können, Überforderung in einer Gruppenarbeit).
- *Wenig gemeinsame Aufmerksamkeit („Joint Attention")*
  Schwierigkeiten, mit Anderen gemeinsam auf Objekte, Ereignisse oder andere Personen zu schauen. Z. B. Zeigegesten auf die Tafel nicht gut folgen können, den Blickkontakt Anderer nicht als Information nutzen können (z. B. Blick zur Uhr folgen, Blick auf eine bestimmte Textstelle folgen, auf die sich eine Aussage bezieht) und auch selbst entsprechende Lenkungen der Aufmerksamkeit von Anderen nicht vornehmen (z. B. der Lehrkraft proaktiv zeigen, was man geschrieben oder gebastelt hat).
- *Verkürzte Daueraufmerksamkeit*
  Mit dem zeitlichen Fortschreiten der Unterrichtsstunde oder des Schultages teilweise deutliches Abfallen der Aufmerksamkeitsleistung aus den zuvor genannten Gründen.

Auf diese aufmerksamkeitsbezogenen neuropsychologischen Besonderheiten wird in den folgenden Abschnitten näher eingegangen.

### 4.1.1 Fokussierte Aufmerksamkeit

Diese Kompetenz erlaubt es, unsere Konzentration voll und ganz auf etwas Wichtiges zu richten und alles, was in der Situation aktuell keine Bedeutung hat, auszublenden. Was wir als wichtig erachten, kann sich jedoch individuell unterscheiden. Dabei kann im Rahmen von ASS sowohl ein „zu viel" als auch ein „zu wenig" an Fokus vorkommen: So zeigen viele betroffene Kinder und Jugendliche eine Art „Überfokus" auf für sie interessante, oftmals sensorische (also sinnesbezogene) Reize wie z.B. flirrende Blätter vor dem Fenster des Klassenraumes. Es gelingt ihnen dann häufig nicht, ihren Fokus auf das zu verschieben, was aktuell eigentlich bedeutsam wäre, wie z.B. eine Erläuterung zu den anstehenden Hausaufgaben oder die Äußerungen eines Mitschülers. Die Aufmerksamkeit ist „haftend" und kann vom aktuellen Reiz nicht abgezogen und stattdessen auf einen anderen Reiz gerichtet werden – eine Schwierigkeit, die bei Betroffenen mit ASS bereits vom Kleinkindalter an zu beobachten ist (Canu, Van der Paelt, Canal-Bedia, Posada, Vanvuchelen & Roeyers, 2020). Auch der haftende Fokus auf ein eigenes Sonderinteresse (z.B. Bionik, wie bei Paul aus dem Fallbeispiel) kann verhindern, dass die Aufmerksamkeit auf einen anderen, eigentlich wichtigen Aspekt gerichtet werden kann (z.B. das Unterrichtsthema oder die Gruppenarbeit).

Anderen Kindern und Jugendlichen mit ASS gelingt es dagegen nicht, den Fokus lange genug auf eine Situation zu legen. Sie zeigen somit insgesamt zu wenig fokussierte Aufmerksamkeit. In der Folge lassen sie sich schnell von neu aufkommenden inneren oder äußeren Reizen ablenken, die eigentlich situativ nicht wichtig sind – so wie Clara aus dem Fallbeispiel. Bereits leise Geräusche, Bewegungen von anderen Kindern/Jugendlichen, Lichtreflexe, eigene sensorische Erfahrungen (z.B. das Gefühl der Kleidung auf der Haut) oder innere Irritationen über Abweichungen vom Gewohnten (z.B. neuer Klassenraum), können eine sprunghafte Aufmerksamkeit verursachen und mangelnden Fokus auf den Unterricht nach sich ziehen. Clara wandert meist mit ihrer Aufmerksamkeit überall durch das Klassenzimmer, steht manchmal auch auf, um kurz einem sensorischen Interesse zu folgen und schafft es nicht, ihren Aufmerksamkeitsfokus länger auf den eigentlichen Unterrichtsablauf zu richten und dort zu halten.

### 4.1.2 Geteilte Aufmerksamkeit

(geteilt im Sinne von „gesplittet" – nicht zu verwechseln mit gemeinsamer Aufmerksamkeit, s.u.)

Manchmal ist es erforderlich, dass wir unsere Aufmerksamkeit aufteilen und auf zwei oder mehrere Reize gleichzeitig richten, weil in einer Situation mehrere Dinge gleichermaßen wichtig sind. Auch im schulischen Alltag kann diese Fähigkeit erforderlich sein, z.B. bei einer Klassenarbeit, bei der man neben der Bearbeitung von Aufgaben auch die Zeit im Blick haben muss, oder eigene Notizen machen und gleichzeitig der Diskussion in einer Gruppenarbeit zu folgen sowie beim Sportunterricht den Ball im Blick haben und seine eigene Position auf dem Spielfeld auszurichten. Dieses Aufteilen des Aufmerksamkeitsfokus ist eine Fähigkeit, die vielen Betroffenen mit einer ASS schwerfällt (Boxhoorn et al., 2018). Die flexiblen Wechsel zwischen wichtigen Reizen gelingen dann nicht, so dass Wichtiges unbeachtet bleibt (wie z.B. das Ablaufen der Zeit für eine Klausur, das Fangen des Balls in einem Spiel etc.). Dadurch müssen Kinder und Jugendliche mit einer ASS häufig extra und wiederholt auf wichtige Reize oder Situationsaspekte hingewiesen werden (z.B. „Paul, du hast noch 10 Minuten Zeit, die Aufgaben zu beenden").

Gelingen diese geschilderten Aufmerksamkeitsabläufe, also sowohl Fokussierung als auch Teilung der Aufmerksamkeit bei gleichzeitigem Ausblenden von unwichtigen Reizen, ermöglicht das eine Art „Daueraufmerksamkeit" (natürlich mit Pausen), die über den Schultag hinweg einen wechselnden Fokus auf einen oder mehrere relevante Reize in der jeweiligen Situation ermöglicht. Diese flexible Aufmerksamkeitskontrolle liegt zahlreichen weiteren Lern- und Entwicklungsprozessen zugrunde und ist daher in einschlägigen Therapieprogrammen als Grundfertigkeit definiert (z.B. Teufel, Wilker, Valerian & Freitag, 2017).

Bestehen dagegen Schwierigkeiten in diesen Kompetenzen wie es im Rahmen von ASS häufig der Fall ist, muss die Aufmerksamkeit öfter und gezielt (z.B. unter Verwendung des Namens des Schülers) von anderem auf das Wesentliche gelenkt werden.

### 4.1.3 Gemeinsame Aufmerksamkeit („Joint Attention")

Auch soziale Situationen sind durch Aufmerksamkeitsprozesse mit beeinflusst. Nur wenn man sich gemeinsam auf etwas beziehen kann, ist der Aufbau von Sprache (man schaut auf den gleichen Gegenstand, während er verbal benannt wird) oder die Entwicklung von Spiel (man interagiert mit Objekten und teilt Emotionen darüber) möglich. Gemeinsame Aufmerksamkeit bedeutet also, zusammen mit einer anderen Person seine Aufmerksamkeit auf ein Objekt, Ereignis oder eine weitere Person zu richten und darüber Gefühle, Gedanken, Meinungen oder Wissen zu teilen. Dies erfolgt durch den Einsatz von Blickkontakt, Zeigegesten oder Verbalisierungen.

Wenn eine Lehrkraft also auf die Tafel deutet, anschließend die Klasse anschaut und sagt: „Hier sieht man die vollständige Gleichung und den gesamten Rechenweg“, stellt sie dabei gemeinsame Aufmerksamkeit her. Dabei geht es immer um ein Wechselspiel aus Initiative und Reaktion. In diesem Beispiel reagieren die Schüler auf die initiative Aufmerksamkeitslenkung der Lehrkraft. Es kann sich aber auch umgekehrt ein Schüler initiativ um die Aufmerksamkeit der Lehrkraft bemühen (z. B. indem er im Unterricht die Hand hebt und den Blickkontakt sucht, um etwas zu sagen). Die Beispiele verdeutlichen, dass gemeinsame Aufmerksamkeit in der Schule eine wichtige Kompetenz darstellt, die in vielen Situationen eigentlich geradezu automatisch eingesetzt wird. Gelingt dieses soziale Wechselspiel der gemeinsamen Aufmerksamkeit, sind die basalen neuropsychologischen Voraussetzungen geschaffen, um dem Unterrichtsgeschehen zu folgen und sich aktiv mit eigenen Beiträgen einzubringen.

Ist dies nicht der Fall, wie z. B. oftmals bei Betroffenen aus dem Autismus-Spektrum, ist mehr Hilfestellung nötig als bei anderen Schülern. Die Aufmerksamkeit des Kindes oder Jugendlichen muss ggf. (immer wieder) aktiv auf aktuell relevante Reize gelenkt und von Wichtigem abgezogen werden. Reduzierte Initiativen zur gemeinsamen Aufmerksamkeit (z. B. seltenere Wortmeldungen für mündliche Beiträge) sollten im Rahmen von ASS auch unter diesem Aspekt betrachtet werden. Schwierigkeiten in dieser initiativen und reaktiven Aufmerksamkeitslenkung führen neben schulischen Herausforderungen auch zu weiteren Entwicklungsverzögerungen im Verlauf einer ASS, wie z. B. einer veränderten Sprachentwicklung (z. B. Bottema-Beutel, 2016; Schietecatte, Roeyers & Warreyn, 2012).

Zahlreiche Aufmerksamkeitsprozesse können bei ASS eingeschränkt sein oder verändert ablaufen. Da eine flexible und sozial unterstützte Aufmerksamkeitskontrolle im Schulkontext eine wichtige Basis darstellt, um dem gemeinsamen Unterricht zu folgen und ihn aktiv mitzugestalten, stellen entsprechende Schwierigkeiten Schüler mit ASS und ihre Lehrkräfte teilweise vor erhebliche Herausforderungen.

Über- und Unterfokus auf Reize sowie fehlende Teilung der Aufmerksamkeit auf mehrere Reize, ebenso wie verminderte gemeinsame Aufmerksamkeit stellen eine typische Auffälligkeit von ASS dar, die oftmals besonderer Unterstützung erforderlich macht.

## 4.2 Soziale Kognition

Schulische Kompetenz- und Wissensvermittlung erfolgt im sozialen Kontext: Fremdsprachen werden vorgesprochen, Bewegungen einer Sportart demonstriert und Sing- und Klatschspiele oder lustige Tanzbewegungen auf dem Schulhof voneinander abgeschaut. Auch der Gebrauch von „Werkzeugen“ (Schere, Stift etc.) wird Kindern in einem sozialen Setting vermittelt. Um neue Dinge (von Anderen) zu lernen, ist die Nachahmung (Imitation) ein wichtiges Lernprinzip. Um im sozialen Gefüge zurecht zu kommen, ist aber auch das Verstehen von Anderen durch die Einschätzung ihrer Gefühle und ihres Verhaltens von Bedeutung. So kann auf ihre Zustände passend reagiert werden und ihr Verhalten zumindest grob vorhergesagt werden. Die beteiligten mentalen Prozesse lassen sich als „soziale Kognition“ zusammenfassen.

Typische Auffälligkeiten bei ASS im Bereich der sozialen Kognition:

- *Reduzierte Imitationsfähigkeit*
  Schwierigkeiten, Andere spontan oder auf Aufforderung nachzuahmen und so von ihren Erfahrungen oder Fähigkeiten lernen zu können, z. B. beim Nachsprechen von neuen Vokabeln einer Fremdsprache oder der Imitation von Bewegungen im Sport- oder Musikunterricht. Auch soziale Trends, die die Gruppenzugehörigkeit stärken, beinhalten Aspekte des Nachahmungslernens, wie z. B. bestimmte lustige Tanzbewegungen, die gerade im Internet kursieren, oder besondere sprachliche Ausdrücke („chill dein Leben“, „alles gucci“ etc.), die von vielen Jugendlichen verwendet werden und das Gemeinschaftsgefühl stärken.
- *Mangelnde Perspektivenübernahmefähigkeit*
  Soziale Signale eines Gegenübers (Mimik, Gestik, soziale Äußerungen) können nicht ausreichend genutzt werden. Wer nicht weiß oder zumindest ahnt, was ein Anderer vermutlich denkt, fühlt, weiß, möchte oder ablehnt, kann sich schwer in ihn hineinversetzen, dessen Verhalten verstehen und auch sein eigenes Verhalten nicht entsprechend anpassen (z. B. leise sein, wenn man als erster mit einer Klausur fertig ist und die Anderen sich noch konzentrieren wollen, Mitschüler nicht durch ständige Korrekturen versehentlich abwerten oder auch seinen Monolog über ein Sonderinteresse zu beenden, weil das Gegenüber gelangweilt auf die Uhr schaut). Nur wenn man bemerkt, dass jemand traurig, frustriert oder genervt ist, kann man ihn trösten, aufmuntern oder auch in Ruhe lassen. Auch erlauben diese Kompetenzen, das Verhalten von Anderen einzuschätzen und zumindest grob vorhersagen zu können. Kann man auf diese Fähigkeiten nicht zurückgreifen, wie viele Betroffene mit einer ASS, führt das zu vielen Missverständnissen, unbeabsichtigten Kränkungen und teilweise Verunsicherung über unerwartetes Verhalten von Mitschülern.
  Eine häufige Beobachtung ist auch, dass sich viele Kinder und Jugendliche mit ASS nicht als Teil der Gruppe angesprochen fühlen und z. B. nicht mitbekommen, dass Äußerungen die ganze Klasse einschließen, auch wenn nicht jeder Schüler namentlich erwähnt wird. Aufforderungen wie „Kommt bitte wieder rein“, „Holt bitte eure Bücher raus“, „Seid bitte leise“ etc. werden entsprechend von einigen Schülern mit ASS nicht auf sich bezogen. Oft müssen sie dabei namentlich extra angesprochen werden, um zu bemerken, dass sie mit einer Aufforderung ebenfalls gemeint sind.

Weitere Aspekte der neuropsychologischen Besonderheiten in der sozialen Kognition werden im Folgenden dargestellt.

### 4.2.1 Imitation

Lernen am Modell, also der Erwerb neuer Fähigkeiten durch Nachahmung eines Gegenübers, erfordert neben der oben beschriebenen Aufmerksamkeitszuwendung noch weitere Schritte. Eine Handlung muss genau beobachtet, im Gedächtnis gespeichert und dann in ein eigenes motorisches, sprachliches oder soziales Programm überführt werden – ein Lernmechanismus, der z. B. im Sport-, Musik oder Kunstunterricht öfter zum Einsatz kommt und auch generell beim Lernen im Klassenverband eine Rolle spielt. Hier zeigen Menschen mit ASS Schwierigkeiten, wenn auch nicht bei allen Arten von Imitation. Die Nachahmung von klar ergebnisorientierten Handlungen kann meist relativ gut umgesetzt werden, sofern das Ziel klar definiert ist, z. B. die Handhabung eines Gerätes abschauen und nachahmen (Knöpfe, Schalter etc.). Dagegen fällt die Imitation sozial motivierter Handlungen Kindern und Jugendlichen mit ASS oftmals schwerer (Hobson & Hobson, 2008). Letzteres lässt sich im Alltag z. B. bei Sing- oder Bewegungsspielen beobachten oder auch bei unausgesprochenen sozialen Regeln, Stilen oder „Habits", die z. B. alle Beteiligten unabgesprochen voneinander nachahmen. Solche sozialen Imitationen haben kein klar umgrenztes Ziel, sondern werden aus sozialer Motivation und Identifikation mit den Anderen heraus gezeigt. Sie finden sich in einem eher spielerischen Kontext und dienen vor allem dem sozialen Zusammenhalt und Zugehörigkeitsgefühl einer Gruppe. Können Kinder und Jugendliche auf diese Nachahmungsfähigkeit nicht oder nicht so gut zurückgreifen, fällt einerseits der Erwerb von neuen Handlungen oder Fähigkeiten schwerer, es kann aber auch eine Art sozialer Ausschluss aus einer Gruppe die Folge sein. Paul aus dem Fallbeispiel zeigt z. B. Schwierigkeiten darin, in den Pausen mit den anderen Jugendlichen zu „chillen", weil ihm der Zweck oder das Ziel dieser sozialen Aktivität nicht ersichtlich ist. Wörter der so genannten Jugendsprache ergeben für ihn wenig Sinn und werden von ihm nicht wie üblich beiläufig imitiert und so auch nicht in sein Sprachrepertoire übernommen. So ist er meist aus Gruppen ausgeschlossen, wirkt eben „irgendwie anders".

### 4.2.2 Theory of Mind

In sozialen Situationen greifen Menschen häufig auf die Fähigkeit zurück, mentale Zustände wie Gefühle, Gedanken, Überzeugungen, Wünsche und Absichten bei anderen Personen zu erkennen und entsprechend auch Verhaltensvorhersagen zu machen. Wenn man gewissermaßen eine „Theorie" (of Mind) hat, was das Gegenüber fühlt oder denkt, hat man auch eine ungefähre Vorstellung, was die

Person als Nächstes tun wird. Dies beinhaltet einen rational-logischen Aspekt (Was ist das gerade für eine Situation? Was passiert gerade?) und einen emotionalen (Wie geht es der Person dabei? Muss sie getröstet werden oder braucht sie Hilfe? etc.). Paul kann z.B. nicht nachvollziehen, warum seine Mitschüler durch seine häufigen Korrekturen verärgert oder frustriert sind, obwohl diese doch richtig sind und er damit Fehler aufdeckt. Er merkt zwar, dass sie dann emotional irgendwie aufgewühlt sind, kann aber nicht verstehen, wieso. Es gelingt ihm nicht – oder zumindest nicht ausreichend – eine Theorie über die mentalen Zustände (Gefühle, Bedürfnisse, Absichten etc.) seiner Mitschüler aus deren Mimik, Gestik und Äußerungen sowie den situativen Faktoren (Was ist zuvor passiert und wie beeinflusst das mein Gegenüber?) abzuleiten. Nach eigener Aussage kennt er „diesen Geheimcode" nicht, an den sich scheinbar alle halten.

Menschen mit ASS haben oft ein unvollständiges Bild davon, was in anderen vorgeht und wirken evtl. dadurch unhöflich oder rücksichtslos. Sie stellen vielleicht weniger Fragen, zeigen weniger Zustimmung oder versuchen weniger, die emotionale Lage Anderer zu verbessern. Auch scheint durch den reduzierten eigenen mimischen Ausdruck die Empathie vermindert. Oftmals schlussfolgern Außenstehende sogar, dass Menschen mit ASS keine Gefühle hätten, weil man sie ihnen schließlich nicht ansieht. Es besteht aber ein großer Unterschied darin, nichts zu fühlen und Gefühle nur nicht zeigen oder sie ausdrücken zu können. Einige erwachsene Betroffene berichteten uns, dass sie – im Gegenteil – sogar sehr viel fühlen. Eine fehlende oder unpassende Reaktion auf die mentalen Zustände eines Gegenübers lassen folglich nicht automatisch den Schluss zu, dass gar nicht mitempfunden wird.

Entsprechende Studien haben ergeben, dass bei Kindern mit ASS nur die *kognitive* Empathie beeinträchtigt ist (Dziobek, Rogers, Fleck, Bahnemann, Heekeren, Wolf, & Convit, 2008; Schwenck, Mergenthaler, Keller, Zech, Salehi, Taurines, Romanos, Schecklmann, Schneider, Warnke & Freitag, 2012), also das rationale Verstehen der Perspektive des Gegenübers. Das *emotionale* Mitempfinden unterscheidet sich jedoch nicht von typisch entwickelten Kindern. Auch wenn sie ihre Gefühle nicht gut ausdrücken können, leiden sie dennoch mit Anderen mit (Schwenck et al., 2012). Allerdings erfolgt dies eher im Sinne eines allgemeinen negativen Empfindens als im Sinne von zugewandtem Mitgefühl. Dies erklärt auch, warum Kinder und Jugendliche mit ASS in emotional aufgeladenen Situationen oftmals überfordert reagieren: Sie empfinden eine gefühlsbezogene Empathie, können dies jedoch kognitiv nicht gut einordnen und reagieren dann mit Abwendung, Angst oder inadäquatem Verhalten.

Ein reduziertes Verständnis für (psychische) Zustände anderer Personen führt allerdings auch dazu, dass Lügen, Manipulation und Täuschung kaum möglich sind.

Somit sind Menschen mit ASS oftmals sehr ehrlich und transparent in ihren eigenen Handlungsmotiven. Allerdings gefährdet diese Ressource sie auch ein Stück weit selbst, da sie Lügen, Manipulation und Täuschung auch weniger gut bei anderen Personen erkennen können und daher ein erhöhtes Risiko haben, hintergangen, belogen oder gemobbt zu werden.

So wie im Fall von Paul, als er nicht erkennen kann, dass die anderen Jungen ihm eine Lüge zu einer Mitschülerin erzählen, die angeblich in ihn verliebt sei. Auch sogenannte „white lies" (sozial begründete moralische Lügen), die dazu dienen, andere nicht zu verletzen oder höflichen „Small-Talk" zu beginnen oder aufrecht zu erhalten, werden von Betroffenen mit ASS oftmals nicht beherrscht. Die Nichtbeachtung dieser sozial üblichen Vorgehensweisen lässt Menschen mit ASS in den Augen Außenstehender manchmal uncharmant wirken und kann zu Ausgrenzung führen.

Neben diesen sozialen und emotionalen Aspekten fällt es manchen Betroffenen auch schwer zu erkennen und entsprechend auch zu berücksichtigen, dass jemand etwas nicht weiß oder wissen kann. Auch zu schlussfolgern, was jemand meint oder beabsichtigt, fällt daher schwer. Es lässt sich in diesem Zusammenhang wiederholt beobachten, dass Schüler mit ASS sich manchmal nicht als Teil einer Gruppe angesprochen fühlen und übersehen bzw. überhören, dass sie ebenfalls gemeint sind. Wenn z.B. wenn die Lehrerin sagt: „Holt bitte die Bücher raus" erfolgt dies erst, wenn der Schüler namentlich angesprochen wird („Du auch, Paul"). Ob dies vorranging auf fehlenden Aufmerksamkeitsfokus, mangelndes Gruppenzugehörigkeitsgefühl, fehlende Perspektivenübernahme („Frau Kellner meint *uns alle*") oder eine Kombination daraus zurückführen lässt, ist aktuell nicht beurteilbar. Da es sich aber um ein recht häufiges Phänomen handelt, sollte es hier nicht unerwähnt bleiben, hat dies doch auch eine deutliche Relevanz im Schulalltag.

Unter sozialer Kognition werden mehrere Prozesse zusammengefasst, die sich mit der Wahrnehmung, Verarbeitung und dem Verständnis sozialer Situationen befassen. Diese Kompetenzen erlauben soziale Wissensvermittlung und Lernen durch Nachahmung, beeinflussen die Zugehörigkeit zu einer sozialen Gruppe und ermöglichen das Verständnis und den Umgang mit den mentalen und emotionalen Zuständen von Mitmenschen. Auch unausgesprochene soziale Regeln (z.B. „white lies") basieren auf diesen Kompetenzen. Viele Kinder und Jugendliche mit einer ASS zeigen hierbei Schwierigkeiten so dass ihnen die Integration in die Klassengemeinschaft oftmals schwerfällt oder sie aus Gruppen sogar ausgeschlossen werden.

## 4.3 Verhaltenssteuerung und Selbstregulation

Als Teil der so genannten „Exekutivfunktionen" ermöglichen eine gelingende Verhaltenssteuerung und Selbstregulation die Planung, Steuerung und Kontrolle des eigenen Verhaltens. Diese mentalen und selbstregulatorischen Fähigkeiten dienen auch der Zielerreichung. Schwierigkeiten in diesen Kompetenzen reduzieren letztlich auch die Anpassungsfähigkeit und Flexibilität, also die Möglichkeit, das eigene Verhalten im Alltag je nach Kontext und Erfordernissen anzupassen und nicht jedem Handlungsimpuls unmittelbar zu folgen – eine Fähigkeit, die in zahlreichen Alltagssituationen erforderlich ist (Pugliese, Anthony, Strang, Dudley, Wallace & Kenworthy, 2015).

Typische Auffälligkeiten bei ASS im Bereich Verhaltenssteuerung und Selbstregulation:

- *Schwierigkeiten bei Handlungsplanung und Problemlösung*
  Abläufe in einzelne Schritte zu zerlegen und sie zur Erreichung eines Ziels nacheinander abzuarbeiten, ggf. Anpassungen vorzunehmen, wenn Hindernisse oder Probleme auftauchen, stellt eine Herausforderung für viele Betroffene dar. Diese Besonderheit ist erfahrungsgemäß weniger abhängig vom Intelligenzquotienten, als man vermuten würde, und stellt bei schulischen Anforderungen eine häufige Schwierigkeit dar. So kann z. B. die Organisation der Hausaufgaben (z. B. Was ist meine Aufgabe? Was brauche ich dafür? Was mache ich in welcher Reihenfolge?) mehr überfordern, als die eigentliche inhaltliche Anforderung (z. B. Vokabeln einprägen). Stellen sich dann im Verlauf des Lern- oder Arbeitsprozesses noch unerwartet Probleme ein, die dem Ziel entgegenstehen, fehlen oftmals die notwendigen Strategien, sie zu lösen (z. B. um Hilfe bitten oder etwas im Hausaufgabenbuch nachlesen) und trotzdem ans Ziel zu kommen.
- *Reduzierte kognitive Flexibilität*
  Die reduzierte Fähigkeit, flexibel auf neue Regeln, Situationen oder Tatsachen zu reagieren, was es weniger ermöglicht, neue Lösungen zu finden und bestehende Denk- oder Handlungsmuster im Bedarfsfall zu verändern, ist eine weitere typische Besonderheit bei ASS und kann sich negativ auf die Handlungsplanung und Problemlösung auswirken. Durch die häufige Schwierigkeit, in diesen Fällen eine passende Strategie zu wählen und anzuwenden, führen gerade unerwartete Veränderungen bei Betroffenen häufig zu Irritation und Anspannung und können auch so genannte herausfordernde Verhaltensweisen nach sich ziehen (z. B. Schreien, Selbstverletzung, Zwänge, Ängste). Unerwartete Klassenraumwechsel, unbekannte Teilhabekräfte oder fehlendes Material zur Erledigung einer Aufgabe sind folglich keine seltenen Herausforderungen für Schüler mit einer ASS und ihre Lehrkräfte.
- *Emotionale Selbstregulation*
  Die Fähigkeit, sein eigenes Erleben und Verhalten zu regulieren und Impulsen und Wünschen, die aufkommen, nicht immer unmittelbar nachzukommen,

stellt eine weitere mögliche Schwierigkeit für Kinder und Jugendliche mit ASS dar. Ist z.B. der Aufschub von Belohnungen oder das (vorübergehende) Aufschieben eines Bedürfnisses erforderlich, können Betroffene auf Prozesse der Verhaltenskontrolle oftmals weniger gut zurückgreifen als neurotypisch entwickelte Gleichaltrige.

Diese neuropsychologischen Besonderheiten in Verhaltenssteuerung und Selbstregulation werden im Folgenden genauer beschrieben.

### 4.3.1 Handlungsplanung und Problemlösen

Um ein Handlungsziel zu erreichen (z.B. eine Hausaufgabe zu bewältigen) ist eine Auswahl, Umsetzung und letztlich auch Überprüfung von Maßnahmen zur Erreichung dieses Ziels notwendig. Fragen wie „Was brauche ich?“, „Womit fange ich an?“, „Was sind die einzelnen Arbeitsschritte?“, „In welcher Reihenfolge mache ich was?“ müssen gestellt, beantwortet und das Vorgehen entsprechend umgesetzt werden. Im Verlauf muss wiederholt überprüft werden, ob das gewählte Vorgehen uns dem Ziel auch tatsächlich näherbringt oder ob man seine anfängliche Strategie ändern muss („Funktioniert das überhaupt?“). Ggf. muss zudem auf neu auftretende Hindernisse flexibel reagiert bzw. ein neues Problem gelöst werden (die Tinte im Stift ist leer, das Buch für die Hausaufgabe wurde in der Schule vergessen etc.). Dabei darf zudem nicht jeder Idee gefolgt werden, die sich gewissermaßen aufdrängt und das Ziel „sabotieren“ könnte („Ich höre jetzt auf, auch wenn die Hausaufgaben nicht fertig sind – draußen ist so schönes Wetter“, oder wie im Fall von Paul bei den Deutschaufgaben: „Oh toll, da liegt ja das Mathebuch, da schau ich mal rein“).

All das sind, genau betrachtet, recht komplexe mentale Vorgänge, die im Verlauf der Schullaufbahn von allen Kindern erst erworben, geübt und idealerweise immer selbständiger beherrscht werden. Daher kann eine entsprechende Förderung im Bedarfsfall recht gut integriert werden, insbesondere in der Primarstufe. Im Rahmen von ASS ist jedoch nicht selten eine Förderung über diesen Zeitraum hinaus notwendig (siehe auch Kapitel 6).

Ein typischer Ablauf der Handlungsplanung und Problemlösung wird beispielhaft in Tabelle 1 dargestellt.

Auch wenn alle Kinder in ihrer Schullaufbahn diese Fähigkeiten erst erlernen müssen, zeigen Menschen mit ASS hierbei oft mehr Schwierigkeiten als neurotypisch entwickelte Personen und zwar in verschiedenen Aufgaben und über die Lebensspanne hinweg (Olde Dubbelink & Geurts, 2017). Handlungsplanung geht vielen Abläufen im Alltag voraus, angefangen beim Anziehen (z.B. erst die Hose anziehen, dann die Schuhe), über das Händewaschen (Seife nehmen, Wasser an, waschen, Wasser aus, abtrocknen) bis hin zum Erstellen von To-do-Listen zu zahlreichen Anforderungen. Täglich werden wir mit Problemen konfrontiert, die gelöst werden müssen, um ein Ziel zu erreichen. Entsprechende Beeinträchtigungen erschweren folglich das Erlernen neuer Kompetenzen oder Abläufe grundlegend und gehen mit Schwierigkeiten in der Alltagsorganisation einher. Auch die Automatisierung von bekannten Abläufen, die es uns eigentlich ermöglichen soll, gedankliche und aufmerksamkeitsbezogene Ressourcen zu sparen und zukünftig anderweitig einzusetzen, ist dadurch erschwert oder wird nicht erreicht. So bleibt sowohl bei neuen als auch bei bekannten Abläufen immer wieder eine konkrete Handlungsplanung und Überprüfung erforderlich. Je komplexer ein Handlungsablauf und je mehr unerwartete Veränderungen oder Probleme der Zielerreichung entgegenstehen, desto größer sind die Anforderungen an die Person. Die beeinträchtigte Handlungsplanung erschwert somit das Lernen für Schüler mit ASS bisweilen erheblich und erfordert oftmals den Einsatz von Strukturierungshilfen und anderen Unterstützungsmaßnahmen, um diese Schwierigkeiten auszugleichen oder zumindest abzumildern (siehe Kapitel 6).

**Tabelle 1:** Beispiel Handlungsplanung und Problemlösung

| | Mentaler Vorgang | Konkrete Umsetzung |
|---|---|---|
| **1** | Zieldefinition | Englisch-Hausaufgaben:<br>Neue Vokabeln lernen |
| **2** | Zerlegung der Aufgabe in einzelne Handlungsschritte | 1. Neue Vokabeln lesen und einprägen<br>2. Seite abdecken und aus dem Gedächtnis laut aufsagen<br>3. Ablauf mehrmals wiederholen |
| **3** | Auswahl und Organisation des benötigten Materials | Englischbuch, Papier zum Abdecken |
| **4** | Umsetzung der Planungs- und Handlungsschritte | Material holen und alle Schritte ausführen |
| **5** | Überprüfung der Annäherung an das Ziel | Klappt das, habe ich einen Fortschritt? |
| **6** | Ggf. neue Strategie anwenden | Das funktioniert nicht gut genug.<br>Papa fragen, ob er mich abfragen kann |
| **7** | Umsetzten und abschließen | Einprägen der Vokabeln mit neuer Strategie, bis sie ausreichend beherrscht werden |

### 4.3.2 Kognitive Flexibilität

Dies meint die Fähigkeit, flexibel auf neue Regeln, Situationen oder Tatsachen zu reagieren, was es uns ermöglicht, neue Lösungen zu finden und bestehende Denk- oder Handlungsmuster im Bedarfsfall zu verändern. Diese Kompetenz ist somit eng mit der Handlungsplanung und Problemlösung verbunden. Menschen mit ASS neigen dazu, auf einmal gefundenen Handlungsmustern, bekannten Regeln oder gleichbleibenden Wegstrecken etc. zu beharren – eine durchaus verständliche Strategie in einer subjektiv wenig vorhersehbaren Welt. Oftmals gelingt es ihnen dann allerdings nicht, eine bestimmte Vorgehensweise, die sie bislang angewendet haben, flexibel zu verändern und etwas anderes auszuprobieren. Wenn sich jedoch eine Ausgangslage ändert (z. B. eine U-Bahn auf dem Schulweg ausfällt oder ein Kleidungsstück nicht mehr zur Jahreszeit passt), müssen übliche Vorgehensweisen flexibel angepasst werden, um eine veränderte Situation erfolgreich zu bewältigen. Im Schulalltag sind (unerwartete) Veränderungen wie Raum- oder Platzwechsel, personelle Wechsel/Vertretungssituationen und andere Abweichungen von Routinen, z. B. Ausfall von Schulstunden, unvermeidbar. Sie stellen jedoch für Schüler mit einer ASS eine zusätzliche Anforderung dar, die auch zu herausforderndem Verhalten führen kann. Eine häufige Beobachtung ist auch, dass Klassen- und Schulübergänge – je nach Funktionsniveau – eine Herausforderung darstellen, gehen sie doch mit zahlreichen räumlichen, situativen und personellen Veränderungen einher, welche eine flexible Anwendung von Verhaltensstrategien erforderlich machen (Veränderung alter und Entwicklung und Erprobung gänzlich neuer Strategien).

### 4.3.3 Emotionale Selbstregulation

Gefühlen, Impulsen, Wünschen und kurzfristigen Belohnungen nicht direkt nachzukommen, ist eine Fähigkeit, die alle Kinder erst lernen müssen. Diese selbstregulatorischen Fähigkeiten dienen nicht dazu, eigene Emotionen und Bedürfnisse grundsätzlich zu unterdrücken. Vielmehr geht es um die Wahrnehmung, Verarbeitung, Einordnung und adäquate Äußerung von eigenen Gefühlszuständen – und auch darum, nach einer emotional aufwühlenden Lage wieder in ein emotionales Gleichgewicht zu kommen, ggf. mit der Hilfe Erwachsener. Das Aufschieben von Impulsen, Bedürfnissen oder Belohnungen, ebenso wie eine gewisse Frustrationstoleranz, ermöglichen es uns, Herausforderungen durchzustehen und so auch langfristigere Ziele zu adressieren und zu erreichen. Soziale Regeln erfordern darüber hinaus, dass manche Impulse oder Bedürfnisse unbefriedigt bleiben müssen. So können wir z. B. das Eigentum Anderer nicht einfach an uns nehmen, auch wenn es wunderschön glitzert oder lustig aussieht. Und nicht jede Wut, mag sie noch so berechtigt sein, kann körperlich ausagiert werden.

Kann nicht auf die Kompetenz der Selbstbeobachtung und Selbstkontrolle zurückgegriffen werden, können eigene Gefühlszustände nur unvollständig wahrgenommen und nicht gut eingeordnet werden – dann können Prozesse der emotionalen Selbstregulation und Hemmung von Verhaltensimpulsen erschwert werden. Studien belegen Schwierigkeiten in der Emotionsregulation und zugehörigen Kompetenzen bei Kindern mit ASS, die unabhängig von elterlichen Erziehungsfaktoren auftreten. Vielmehr sind sie das Ergebnis eines Zusammenspiels von Einschränkungen im Aufmerksamkeitsfokus, sozialem Rückzug bei Misserfolgen sowie Temperamentsfaktoren etc. (Hirschler-Guttenberg et al., 2015; Ostfeld-Etzion et al., 2015). Auch die reduzierte Verarbeitung und Einordnung eigener Gefühle, Bedürfnisse und Zustände spielt in diesem Zusammenhang eine Rolle. Diese selbstregulativen Schwierigkeiten scheinen also ein Stück weit auch das Ergebnis der zuvor in diesem Kapitel genannten Besonderheiten zu sein.

In der Folge kann es sein, dass Schüler mit einer ASS sich impulsiver zeigen und mehr von ihren Emotionen überrollt werden, als Gleichaltrige ohne ASS. Entsprechend kann dadurch auch so genanntes herausforderndes Verhalten auftreten (z. B. Weinen, Schreien, Selbst- oder Fremdaggression, übermäßiges Bestehen auf festen Abläufen, Ängste, Irritationen etc.). Diesen herausfordernden Verhaltensweisen wird in Kapitel 6 ein eigener Abschnitt gewidmet.

> Die Planung, Steuerung und flexible Kontrolle des eigenen Verhaltens dienen der Erreichung von Zielen. Diese Kompetenzen ermöglichen das Ableiten von Strategien, aber auch das Lösen von Problemen, die einer Zielerreichung entgegenstehen. Sie sind somit für die Organisation und Umsetzung von Arbeitsabläufen unerlässlich. Die Hemmung von eigenen Impulsen, Wünschen und Bedürfnissen erlaubt es darüber hinaus, dass nicht jedem Handlungsimpuls, der sich aufdrängt, unmittelbar nachgekommen wird. Auch die Fähigkeit sich nach einer emotionalen Anspannung selbständig oder mit Hilfestellung wieder zu beruhigen, stellt eine wichtige regulatorische Kompetenz dar. Schwierigkeiten in diesen Fähigkeiten gehören zu den typischen Besonderheiten im Rahmen von ASS.

## 4.4 Wahrnehmungsbesonderheiten

Die Wahrnehmung unserer Umwelt erfolgt über die Sinne: Sehen, Hören, Riechen, Fühlen, Schmecken. Diese automatische Verarbeitung von Sinneseindrücken verläuft bei Menschen mit ASS oftmals anders als bei neurotypisch entwickelten Kindern und Jugendlichen. Es kann sowohl eine sensorische (also sinnesbezogene) Über- als auch Unterempfindlichkeit vorkommen. Scheinbar unzweckmäßiges Aufsuchen sensorisch positiver Erfahrungen (z. B. visuelle Lichtreize, Befühlen von Oberflächen etc.) kann beobachtet werden und dient oftmals der Selbstberuhigung. Bezüglich des Verarbeitungsstils von Reizen gibt es unterschiedliche Befunde. Wahrnehmungsbesonderheiten bei ASS werden zwar schon lange von Betroffenen, Eltern, Lehrkräften und Therapeuten beschrieben, dennoch existieren leider bislang zu wenig fundierte Studien zu den genauen Zusammenhängen. Auch scheint es erfahrungsgemäß in diesem Bereich eine besonders große Heterogenität im Autismus-Spektrum zu geben.

Entsprechende wissenschaftliche Untersuchungen sind dringend erforderlich, da eine Kenntnis der genauen Zusammenhänge die Lebens- und Lernqualität für Kinder und Jugendliche aus dem Autismus-Spektrum deutlich verbessern könnte. Die nachstehenden Schilderungen sind somit vor allem das Ergebnis praktischer Erfahrung in der Zusammenarbeit mit betroffenen Kindern und Jugendlichen und ihrer Schilderungen.

Typische Auffälligkeiten bei ASS im Bereich Wahrnehmung:

- *Erhöhte Empfindlichkeit gegenüber Sinnesreizen*
  Z. B. Geräusche, Gerüche, Lichtreize, Berührung etc. Im Verlauf eines Schultages (manchmal auch schon in einer Stunde) kann dies zu einer Reizüberflutung führen, Stress, Anspannungserleben bewirken und manchmal auch Weglauftendenzen nach sich ziehen, um eine überfordernde oder aversive Situation zu beenden.
- *Verringerte Empfindlichkeit gegenüber Sinnesreizen*
  Ebenso kann eine Unterempfindlichkeit vorliegen, so dass Sinneseindrücke weniger stark wahrgenommen werden als von neurotypisch entwickelten Personen. Dies kann vor allem bei potenziell schädigenden Reizen (z. B. Hitze/Kälte) von Bedeutung sein. Bei manchen Betroffenen ist es daher erforderlich, dass die Eltern besonders auf die passende Kleidung für die jeweilige Jahreszeit achten müssen, oder auch, dass potenziell schmerzauslösende Reize bzw. Gefahrenquellen nicht unbeaufsichtigt zugänglich sind.
- *Detailfokussierter Verarbeitungsstil*
  Viele Betroffene zeigen einen eher lokalen (also detailfokussierten) Stil bei der Verarbeitung von Reizen/Informationen. Dieser Fokus auf Details kann einerseits eine Stärke darstellen, geht aber ggf. zulasten der Wahrnehmung des globalen Gesamtkontextes. Dies macht sich vor allem bei unübersichtlichen Arbeitsblättern mit „unnötigen" Verzierungen bemerkbar. Hier fällt es dann schwer, das wichtige Gesamtbild bzw. die wesentlichen Informationen zu erfassen und zu bearbeiten. Manchmal führt dieser detailfokussierte Stil auch zu fehlender räumlicher Orientierung, da nicht jedes einzelne Detail Aufschluss darüber gibt, wo es sich befindet und wo man sich folglich selbst gerade aufhält. Hierfür muss die Gesamtsituation erfasst werden. Allerdings ist dies auch eine mögliche Stärke – z. B. beim Auffinden von Fehlern in großen Datenmengen.

Im Folgenden werden diese wahrnehmungsbezogenen neuropsychologischen Besonderheiten genauer betrachtet.

### 4.4.1 Sensorische Überempfindlichkeit

Sinnesreize aus der Umwelt werden wahrgenommen, in ihrer Relevanz eingeordnet und im Verlauf auch ausgeblendet bzw. nicht mehr beachtet. Von Betroffenen aus dem Autismus-Spektrum können sie jedoch als sehr intensiv, detailliert und sogar als aversiver wahrgenommen werden als von neurotypischen Personen, also Personen ohne diese autismustypische Entwicklungsbesonderheit. So kann z. B. das „Kramen" in einer Kiste voller Legosteine oder das Gefühl eines bestimmten Stoffes auf der Haut bereits einen unangenehmen (akustischen, taktilen) Reiz darstellen. Auch die sonst übliche Gewöhnung (Adaptation) bei Andauern eines Sinnesreizes findet oftmals verzögert statt oder bleibt aus. Dies kann als sehr anstrengend oder belastend empfunden werden und sich negativ auf Aufmerksamkeitsleistung und Stressresistenz der Betroffenen auswirken. Die Gewöhnung ermöglicht es nämlich üblicherweise, einen Reiz immer weniger wahrzunehmen und ihn schließlich ganz auszublenden. So rückt das Stimmengewirr auf einem Pausenhof oder in einer Cafeteria eigentlich nach kurzer Zeit in den Hintergrund, wird praktisch ausgeblendet und ermöglicht so ein Versenken in die eigene Tätigkeit. Werden Reize intensiv wahrgenommen und zudem auch nicht ausgeblendet, kann schnell eine Reizüberflutung entstehen, die häufigere Pausen erforderlich macht. In der Folge entsteht erhöhte Anspannung, Vermeidung und Rückzug, bis hin zu (auto-)Aggression. Dieser Zusammenhang zwischen Überreizung und Rückzug findet sich auch bei Paul aus dem Fallbeispiel und hat starken Einfluss auf seine Lebensqualität, z. B. beim Mittagessen in der Schulmensa. Gerade im Schulalltag sind Kinder und Jugendliche zahlreichen Sinnesreizen ausgesetzt. Nicht nur im Flur und auf dem Pausenhof, auch im Klassenzimmer können vorhandene Geräusche, Gerüche und andere Sinnesreize von Betroffenen als sehr intensiv und anstrengend erlebt werden. Auch Arbeitsblätter mit zu viel visueller Information (Verzierungen, Sprechblasen u. ä.) können eine visuelle Wahrnehmungsüberforderung darstellen. Bei Schülern, die schnell von Reizen überfordert sind, kann neben der subjektiv erlebten Belastung zudem die Fähigkeit zur Aufnahme von Unterrichtsstoff beeinträchtigt sein. Ggf. sind schützende Maßnahmen erforderlich (z. B. differenzierte geräuschreduzierende Kopfhörer), damit dem Unterrichtsgeschehen weiterhin gefolgt werden kann.

### 4.4.2 Sensorische Unterempfindlichkeit

Für unser Wohlergehen und auch unsere Unversehrtheit ist es wichtig, dass wir Reize aus der Umwelt bemerken, beurteilen ob sie eine Relevanz für uns haben oder nicht und ggf. entsprechend reagieren, insbesondere, wenn sie potenziell schädigend für uns sind.

Im Kontrast zur sensorischen Überempfindlichkeit wird auch eine reduzierte Wahrnehmung von Sinnesreizen bei ASS beschrieben, wie z. B. eine verminderte Temperatur- und Schmerzempfindlichkeit (Remschmidt & Kamp-Becker, 2006; Brauns, 2004). Dies kommt erfahrungsgemäß jedoch seltener vor als die oben beschriebene Überempfindlichkeit. Hier geht es dann allerdings um Schutzmaßnahmen, also um die Vermeidung von gefahrenblindem oder riskantem Verhalten, z. B. im Winter ohne Schuhe rauszugehen, oder mehrfach eine heiße Herdplatte zu berühren. Daher sollte diese Besonderheit immer auch in Betracht gezogen werden.

### 4.4.3 Lokaler vs. globaler Informationsverarbeitungsstil

Um Reize aus unserer Umwelt nutzen zu können, sind verschiedene Verarbeitungsprozesse erforderlich. Je nach Anforderung kann es nötig sein, möglichst viele Details wahrzunehmen und zu verarbeiten (lokale Verarbeitung) oder aber einzelne Reize in einem Bezugssystem mit anderen Reizen zu verstehen und einzuordnen (globale Verarbeitung). Im ersten Fall wird kein Detail übersehen, im zweiten Fall werden die Informationen im Sinne einer kohärenten (ganzheitlichen) Gestalt wahrgenommen und interpretiert. Beides hat also spezifische Vorteile. Die Studienlage zu diesem Thema ist bei ASS teils widersprüchlich (Simmons & Todorova, 2018; Neufeld, Hagström, Van't Westeinde, Lundin, Cauvet, Willfors, Isaksson, Lichtenstein & Bölte, 2020) und deutet darauf hin, dass innerhalb des Autismus-Spektrums bezüglich der Reizverarbeitung Unterschiede bestehen könnten. Die klinische Erfahrung zeigt, dass viele Menschen mit ASS gute Fähigkeiten in der lokalen, also detailfokussierten Verarbeitung aufweisen, manche sogar überdurchschnittliche. Andererseits scheint dies zulasten der globalen Verarbeitung zu gehen – der Gesamtkontext von Reizen wird weniger gut erfasst, die jeweilige Situation dabei weniger einbezogen.

Diese beiden Verarbeitungsmodi (lokal/global bzw. Detailfokus/Gesamtsituation) können sich auf verschiedene Sinnesmodalitäten beziehen. So wird z. B. ein Bild, auf dem das Meer, Sand, ein Ball, ein Eiswagen und Menschen auf Handtüchern abgebildet sind, von neurotypischen Menschen ohne eine ASS zunächst in ihrer Gesamtheit als Strandszene wahrgenommen. Die visuellen Einzelreize werden dabei unmittelbar in den situativen Kontext eingebunden und ganzheitlich interpretiert. Würden sie gefragt, was sie auf diesem Bild sehen, wäre die Antwort vermutlich „Strand". Von ASS Betroffene würden tendenziell eher „Handtuch" oder „Ball" antworten, oder viele Details einzeln aufzählen, was theoretisch nicht falsch ist, jedoch den Gesamtkontext (Strand) außer Acht lässt. Manchmal führt dieser Wahrnehmungsstil auch zu einer fehlenden Orientierung auf einem Arbeitsblatt im Unterricht (Was muss wie und wo hingeschrieben werden, damit ein überschaubarer Text entsteht?) und erfordert mehr visuelle Hilfestellung (z.B. Linienpapier).

Auch bei der visuell lokalen Verarbeitung von Gesichtsausdrücken nehmen Menschen mit ASS eher die Details einzeln wahr (Aussehen bzw. Bewegungen von Mund, Augen, Augenbrauen etc.), es fällt ihnen jedoch schwerer, sie zu einem globalen, kohärenten Ganzen (z.B. trauriges Aussehen) zusammensetzen. Auch bei der visuell-räumlichen Orientierung (Wo bin ich hier? Wo befindet sich was im Raum? etc.) kann dieser lokale Verarbeitungsstil zu Schwierigkeiten führen. Einzelne Details, z.B. die Anwesenheit von Kindern, geben wenig Auskunft, ob ich mich im Klassenraum, auf dem Schulhof oder in der Mensa befinde, sondern müssen insgesamt und kontextgebunden interpretiert werden.

Neben visuellen Reizen kann auch bei der Verarbeitung akustischer Informationen die detailfokussierte Verarbeitung zulasten des Gesamtkontextes zu Schwierigkeiten führen. Wird bei der Wahrnehmung von Sprache z.B. der Satzkontext nicht einbezogen, werden verbale Aussagen sehr detailfokussiert verarbeitet und jedes Wort konkretistisch (an der eigentlichen Wortbedeutung haftend) interpretiert.

Ironie, Sarkasmus wie auch Sprichwörter und Metaphern erfordern den Einbezug situativer Faktoren, damit die Aussage nicht missverstanden wird. „Klar, wirf das alles weg – wir haben's ja!" dürfte zu unerwarteten Ergebnissen für den Sprecher führen, wenn das Gegenüber nicht den Gesamtkontext interpretieren kann, nämlich, dass die eben gekaufte Eiskugel auf den Boden gefallen ist und man nur noch die Waffel in der Hand hält. Sollte man sie nun hinterherwerfen? Auch Sprichwörter, Metaphern etc. wie „Jetzt lass mal die Kirche im Dorf" und „Du stehst wohl auf dem Schlauch" können so zu allerlei Missverständnissen führen.

Auch die nachweislich reduzierte Generalisierungsfähigkeit bei ASS lässt sich durch detailfokussierte Verarbeitung zulasten des Gesamtkontextes zumindest teilweise erklären. Mangelnde Generalisierung bezieht sich auf die Beobachtung, dass Menschen mit ASS die globale Analogie zwischen zwei Situationen weniger gut erkennen können und daher etwas in einer Situation Erlerntes nicht auf eine vergleichbare Situation anwenden können. Durch den Überfokus auf Details können Analogien im Gesamtzusammenhang schlichtweg übersehen oder wegen geringfügiger Abweichung in den Details nicht als solche bewertet werden. In der Folge werden die in einer Situation als wirksam erprobten Strategien nicht automatisch auf eine ähnliche Situation übertragen und angewendet, sondern müssen für jede Situation neu erlernt bzw. gezielt übertragen werden. Therapeuten stellen daher gezielt so genannte multiple Reizumgebungen (also ähnliche, jedoch nicht vollständig gleiche Anwendungssituationen) für eine neu erlernte Kompetenz her, um die Generalisierung zu fördern. Dies kann auch erklären, warum manche Kinder und Jugendliche mit ASS in einer Situation eine Kompetenz zeigen, in einer späteren, ganz ähnlichen Situation, jedoch nicht. So kann es z.B. sein, dass ein Kind mit ASS es schafft, seine Jacke selbstständig in der Schule aufzuhängen. Im Hort gelingt ihm dies jedoch nicht, weil dort das dem Kind zugeordnete Symbol am Kleiderhaken fehlt. Dies gilt jedoch auch für schulisches Wissen, das ausschließlich in einer bestimmten Situation (z.B. schriftlich vs. mündlich) abgerufen werden kann.

Manche Betroffene versuchen die reduzierte Kontextverarbeitung mit bewussten kognitiven Strategien auszugleichen. So wäre es denkbar, dass sich Paul aus dem Fallbeispiel genau einprägt, wie der Mund von Personen aussieht, die etwas witzig finden, im Vergleich zu Personen, die (sozial) lächeln, um ihn zu begrüßen. Andere lernen wiederum die Bedeutung von Sprichwörtern auswendig, um Missverständnisse zu reduzieren. Manchmal gelingt dieses Vorgehen, manchmal nicht, aber sicherlich erfordert es einige Anstrengung Alltag.

Ist die globale Reizverarbeitung in der geschilderten Weise beeinträchtigt, kann dies somit die Handhabung verschiedener Situationen erschweren. Aber auch autismustypische Stärken, wie das schnelle Auffinden von winzigen Fehlern in komplexen Reihen oder das sehr gute Einprägen von Einzelheiten, das manche Betroffene zeigen, kann auf eine allgemeine Detailstärke bzw. einen lokalen Verarbeitungsstil zurückgeführt werden.

Auffallend in der Praxis ist, dass annähernd alle Kinder und Jugendlichen mit ASS von visuellen Strukturierungshilfen und klaren Regeln profitieren (siehe Kapitel 6). Somit ist dieser Verarbeitungsstil gleichermaßen Herausforderung und Ressource.

Wahrnehmungsbesonderheiten scheinen bei ASS eine besondere Heterogenität aufzuweisen. Es finden sich sowohl sensorische Über- als auch Unterempfindlichkeiten, die einerseits zu Reizüberflutung und andererseits zu reduziertem Gefahrenbewusstsein führen können. Manche Betroffenen zeigen auch sensorische Interessen in Form von reizsuchendem Verhalten. Wahrgenommene Reize scheinen darüber hinaus bei den meisten Menschen mit ASS eher lokal als global verarbeitet zu werden, was sowohl die Stärken (Detailfokussierung) als auch die Schwächen (reduzierter Einbezug des Gesamtkontextes) erklären kann.

## 4.5 Motorik

Motorische Besonderheiten sind bei ASS nicht selten. Auch wenn sie nicht autismusspezifisch sind und somit auch bei anderen Entwicklungsstörungen auftreten können, sollen sie hier kurz Erwähnung finden, da auch diese Besonderheiten Aspekte der Teilhabe und Inklusion in die soziale Gruppe beeinflussen können.

Motorische Ungeschicklichkeit und ein eher ungelenker Gang sind häufig, aber auch Schwierigkeiten in der Feinmotorik werden beschrieben. Der Muskeltonus kann verändert sein, es tritt also eine reduzierte oder erhöhte Körperspannung auf. Dies alles kann die Teilnahme am Sportunterricht, die soziale Integration in die Gruppe Gleichaltriger (Fangen spielen, balancieren, basteln etc.) und manchmal auch den Erwerb der Schreibfähigkeit (Auge-Hand-Koordination etc.) beeinflussen.

Auch sind die Ungeschicklichkeiten manchmal ein Anlass, von anderen Kindern gehänselt zu werden, so wie es Paul aus dem Fallbeispiel im Sportunterricht ergangen ist.

## 4.6 Neuropsychologische Besonderheiten als Ressource

Die beschriebenen neuropsychologischen Besonderheiten haben zur Folge, dass für Schüler mit einer ASS neben den üblichen Anforderungen im Schulalltag zusätzliche Stressoren hinzukommen können. Sind es zu viele, reagieren einige Schüler mit einer ASS mit herausforderndem Verhalten (z.B. (auto-)aggressives Verhalten, Schreien, Weinen oder Fluchtverhalten, Irritation, Angst, Überforderung, starke Rigidität). Solche Verhaltensweisen und emotionalen Zustände stellen sowohl für die Betroffenen selbst, als auch für die Mitschüler und Lehrkräfte bisweilen große Herausforderungen dar und machen besondere Hilfestellungen erforderlich, um eine angemessene Beschulung und eine soziale Integration in die Klassengemeinschaft zu ermöglichen (siehe auch Kapitel 6).

Bei der Betrachtung neuropsychologischer Besonderheiten bei Kindern und Jugendlichen mit einer ASS lässt sich aus den genannten Gründen eine eher defizitäre Beschreibung nicht ganz vermeiden. An dieser Stelle sollte jedoch auch nicht unerwähnt bleiben, dass manche der genannten Einschränkungen – unter anderen Aspekten betrachtet – auch Ressourcen sein können: Eltern, Lehrkräfte und Therapeuten staunen immer wieder über den „besonderen Blick“ von Menschen mit ASS – sei es das Entdecken von übersehener Schönheit oder das Erkennen von Zusammenhängen, die wir mit unserer Aufmerksamkeit „inside the box“ gar nicht wahrgenommen haben. Schließlich kann das Ergebnis von zu viel „geteilter Aufmerksamkeit“ – also überbordendem Multitasking – auch mangelnde Achtsamkeit sein. Dies ist eine Schwierigkeit, die Menschen mit ASS eher weniger kennen.

Ebenso können ein Haften an gleichförmigen Prozessen und ein lokaler Verarbeitungsstil neben verminderter Flexibilität und fehlendem Kontextbezug auch zu einer guten Aufmerksamkeit für Fehler in Abläufen oder Systemen führen (eine Stärke, die sich in der IT-Branche bereits herumgesprochen hat). Sogar eine verminderte Theory of Mind zieht letztlich eine Unfähigkeit zu Manipulation und Täuschung nach sich und führt somit zu erhöhter Ehrlichkeit bei Menschen mit einer ASS. Zuletzt kann ein Überfokus an Aufmerksamkeit auch (in Kombination mit einer intensiven Beschäftigung mit einer Thematik) zu großer Expertise führen, wie am Beispiel von Paul und seinem Interesse für Bionik im Rahmen von „Jugend forscht“ ersichtlich ist. Diese positiven Aspekte sollten bei der Betrachtung neuropsychologischer Besonderheiten unbedingt auch Berücksichtigung finden.

Neuropsychologische Besonderheiten (Stärken und Schwächen) können mit der Liste im Anhang (Checkliste neuropsychologische Besonderheiten) für jeden Schüler erfasst und mit Hilfe der Maßnahmen in Kapitel 6 berücksichtigt werden.

Neuropsychologische Aspekte sind ein Sammelbegriff für viele verschiedene Kompetenzen, die sich bei Menschen mit ASS aufgrund der veränderten Hirnentwicklung anders oder nicht vollständig entwickeln. Sie steuern, wie wir unsere Umwelt wahrnehmen, auf innere und äußere Reize reagieren, unsere Arbeitsabläufe organisieren und sogar unsere sozialen Kontakte erleben und gestalten. Entsprechende Besonderheiten führen oftmals zu Herausforderungen im Schulalltag, sowohl für Lehrkräfte als auch die Betroffenen selbst, können jedoch auch eine Ressource darstellen, die gefördert und in Lernprozessen genutzt werden kann.

# 5 Diagnose

In diesem Kapitel lernen Sie die Abläufe einer fundierten ASS-Diagnostik kennen. Der Weg zu einer gesicherten Diagnose einer Autismus-Spektrum-Störung (ASS) ist für die Familien oft lang und erfordert großes Durchhaltevermögen. Die Wartezeiten in den Diagnostikzentren sind durchweg lang, da es nach wie vor zu wenige Anlaufstellen gibt. Viele Familien erhalten zunächst nur eine so genannte „Verdachtsdiagnose" und müssen in einem Zustand der Unklarheit verbleiben, teils über Jahre. Eine gesicherte Diagnose ist aber wichtig, um auffälliges Verhalten zu klären und entsprechende Hilfsmaßnahmen zu erhalten (z. B. Finanzierung einer Teilhabeassistenz).

Eine aussagekräftige Diagnostik von ASS ist grundsätzlich bereits im Alter ab ca. 18 bis 24 Monaten möglich. Grundlegend bei der Vergabe einer Diagnose ist, dass mehrere der genannten Auffälligkeiten, die in Kapitel 2 dargestellt sind, für mindestens 3 Monate situationsübergreifend bestehen müssen.

## 5.1 Allgemeiner Ablauf der Diagnostik

Die persönliche Vorstellung des Kindes oder Jugendlichen bei auf Autismus-Spektrum-Störungen spezialisierten Kinder- und Jugendlichenpsychotherapeuten oder Kinder- und Jugendpsychiater muss von den Eltern bzw. Sorgeberechtigten initiiert werden und erfolgt häufig auf Anraten von Kinderärzten, Erziehern, Schulpsychologen oder Lehrkräften. Da Kinder und Jugendliche viel Zeit im Kindergarten bzw. in der Schule verbringen (müssen), kommt diesen Institutionen eine wichtige Funktion im diagnostischen Prozess zu.

Bestehen bereits Hinweise oder (Vor-)Befunde, die in Richtung ASS deuten (siehe Kapitel 2), kommt zunächst ein autismusspezifischer Screening-Fragebogen zum Einsatz. Wird hier ein bestimmter Grenzwert erreicht, schließt sich eine recht aufwändige autismusspezifische Diagnostik an. Aber auch andere Störungsbilder, die sich teilweise mit „ASS-ähnlichen" Symptomen zeigen können (z. B. Soziale Ängste, Zwangsstörungen), müssen differenziert und abgeklärt werden. Routinemäßig werden meist auch Entwicklungs- oder IQ-Tests mit dem Kind oder Jugendlichen durchgeführt.

Im Gespräch mit den Eltern oder engen Bezugspersonen des Kindes oder Jugendlichen wird zunächst eine ausführliche Anamnese erhoben. Dabei wird genau erfragt, wie sich das Kind während der Schwangerschaft und nach der Geburt entwickelt hat und ob es Auffälligkeiten in der Entwicklung gab oder andere Symptome vorliegen. Die autismusspezifische Diagnostik schließt sich an, wenn entsprechende Hinweise in der Anamnese, des psychischen Befundes (also der Exploration und Verhaltensbeobachtung) und dem Screening-Fragebogen gegeben sind.

Die medizinische Diagnostik, bestehend aus einer allgemeinen körperlichen Untersuchung sowie Hör- und Sehtests, werden bei den entsprechenden Ärzten durchgeführt. Es können sich im Rahmen der psychologischen/psychiatrischen Diagnostik auch Empfehlungen zu spezielleren Untersuchungen bei Ärzten ergeben. Eine internistisch-neurologische Untersuchung (EEG) wird bei entsprechenden Befunden empfohlen, da auch hier in bestimmten Fällen, z. B. bei einer Epilepsie, weitere Behandlungsschritte folgen müssen. Ebenfalls können – besonders bei Hinweisen auf eine genetische Grunderkrankung – genetische Untersuchungen wichtig und handlungsweisend sein.

Kinder- und Jugendlichenpsychotherapeuten oder -psychiater mit autismusspezifischen Kenntnissen nehmen folgende Untersuchungen vor:
- Erhebung der Anamnese mit den Eltern oder Bezugspersonen
- Exploration und Verhaltensbeobachtung (Erhebung des psychischen Befundes) des Kindes oder Jugendlichen
- Entwicklungs- oder Leistungstest mit Verhaltensbeobachtung
- Durchführung der autismusspezifischen Diagnostik
- Fragebogen-Diagnostik, Diagnostik von psychischen Begleiterkrankungen
- Rückmeldung der Diagnosen
- Beratung zum weiteren Vorgehen, z. B. genetische Untersuchung

In Abbildung 4 auf Seite 52 wird der allgemeine Diagnostik-Prozess bei Kinder- und Jugendlichenpsychotherapeuten oder -psychiater dargestellt.

Eine Beschreibung der für die autismusspezifischen Diagnostik eingesetzten Instrumente schließt sich nun an.

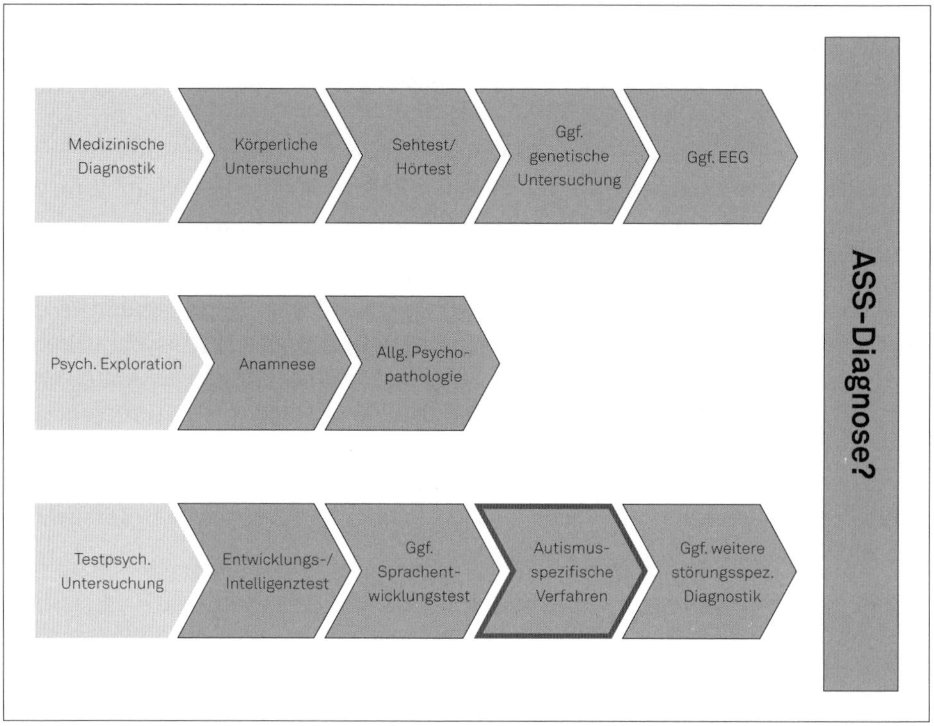


**Abbildung 4:** Vorgehen bei der ASS-spezifischen Diagnostik

## 5.2 Screening-Instrumente

Um einen Anfangsverdacht ohne zu viel Aufwand, aber dennoch evidenzbasiert zu beurteilen, wird ein Autismus-Screeningfragebogen eingesetzt, der von den Eltern oder Bezugspersonen ausgefüllt wird. Daraus lässt sich noch keine Diagnose ableiten, jedoch mit der generierten Verdachtsdiagnose das weitere Vorgehen bestimmen.

In Tabelle 2 sind gut überprüfte und aussagekräftige Screeningfragebögen dargestellt, die bei deutschsprechenden Eltern oder Bezugspersonen eingesetzt werden können: Der *Fragebogen zur sozialen Kommunikation* (FSK; deutsche Version von Bölte & Poustka, 2006) und die *Skala zur Erfassung sozialer Reaktivität* (SRS; deutsche Version von Bölte & Poustka, 2007) können bei Verdacht auf alle Subformen der Autismus-Spektrum-Störung eingesetzt werden (siehe Kapitel 2); die *Marburger Beurteilungsskala zum Asperger Syndrom* (MBAS; Kamp-Becker, Mattejat, Wolf-Ostermann & Remschmidt, 2005) wird bei einem Anfangsverdacht auf einen sog. hochfunktionalen Autismus eingesetzt.

**Tabelle 2:** Darstellung der Screening-Fragebögen. FSK = Fragebogen zur Sozialen Kommunikation; SRS = Skala zur Erfassung sozialer Reaktivität; MBAS = Marburger Beurteilungsskala zum Asperger-Syndrom

| Verfahren | Einsatzbereich | Beschreibung | auswertbare Subskalen |
|---|---|---|---|
| **FSK** | ab 4 Jahre | • 40 Items, Beantwortung mit „ja" oder „nein"<br>• Dauer: ca. 10 Minuten | • soziale Interaktion<br>• Kommunikation<br>• stereotype Verhaltensweisen |
| **SRS** | 4–18 Jahre | • 65 Items in 4-stufiger Skala („trifft nicht zu" bis „trifft fast immer zu")<br>• Dauer: 15–20 Minuten | • Soziale Bewusstheit<br>• Soziale Kognition<br>• Soziale Kommunikation<br>• Soziale Motivation<br>• Autistische Manierismen |
| **MBAS** | 6–24 Jahre<br>durchschnittliche kognitive Fähigkeiten des Kindes bzw. Jugendlichen | • 57 Items in 5 Stufen („niemals" bis „immer")<br>• Dauer: 15–20 Minuten | • Theory of Mind<br>• Kontakt & Spielverhalten<br>• Geteilte Aufmerksamkeit & Freude, Mimik, Gestik<br>• Stereotypes und situations-inadäquates Verhalten<br>• Auffälliger Sprachstil, Sonderinteressen & Motorik |

Wichtig ist, dass die Fragebögen mit dem jeweiligen Algorithmus korrekt ausgewertet werden müssen. Erfolgt die Anwendung und Auswertung von Berufsgruppen, die wenig Erfahrung mit der Diagnostik von ASS haben, sollte auch bei einem Wert im Grenzbereich des Cut-Off-Wertes an auf ASS spezialisierte Stellen erfolgen.

Es liegen für die genannten Fragebögen jeweils Cut-Off-Werte vor, die erreicht werden müssen, um den Anfangsverdacht weiter zu verfolgen (siehe Grafik). Bei Werten unter dem Cut-Off muss eine differentialdiagnostische Diagnostik erfolgen, um die bestehenden Auffälligkeiten einordnen zu können. Dadurch ergeben sich die weiteren Behandlungsschritte.

Es muss beachtet werden, dass die Beurteilungen der Eltern anders ausfallen können als bspw. die Bewertung von Lehrkräften. Es ist aufgrund dessen sinnvoll, mehrere Sichtweisen zu erheben, um ein umfassenderes Bild zu erhalten.

Screening-Fragebögen generieren einen begründeten Verdacht auf eine Autismus-Spektrum-Störung, prüfen diesen jedoch nicht. Das Ergebnis liefert Hinweise darauf, welche Schritte im Anschluss erforderlich sind.

Durchführung und Auswertung sollen durch geschulte Fachleute erfolgen.

## 5.3 Entwicklungs-/Leistungsdiagnostik

Die klinische Erfahrung zeigt, dass Kinder und Jugendliche mit ASS in ihren kognitiven Leistungen häufig falsch eingeschätzt werden. Dies kann aufgrund einer Sprachentwicklungsverzögerung oder gänzlich fehlender Sprache geschehen (Kind oder Jugendlicher wird unterschätzt) – oder auch aufgrund einer sehr gestochenen Sprache (Kind oder Jugendlicher wird überschätzt – siehe Fallbeispiel in Kapitel 1). Es ist also wichtig, das kognitive Niveau mit einem ausführlichen, standardisierten und validen Instrumenten festzustellen, um den Schüler adäquat zu fördern, aber weder zu unterfordern noch zu überfordern. Screening-Verfahren sind aufgrund der sehr begrenzten Aussagekraft bei der Überprüfung der kognitiven Leistungsfähigkeit nicht zu empfehlen.

Irrtümlich wird häufig angenommen, dass bei Personen mit ASS ein besonders hoher IQ oder „Inselbegabungen" (wie im bekannten Film *Rain Man* mit Dustin Hoffman) vorkommen. Tatsächlich zeigen Studien jedoch, dass bei bis zu 50 % der von ASS Betroffenen eine Intelligenzminderung vorliegt (Lai et al., 2014). Insgesamt kann aber bei autistischen Personen grundsätzlich jeder IQ-Wert vorliegen.

Der IQ ist in der gesamten Bevölkerung normalverteilt: 68,2 % der Bevölkerung haben einen durchschnittlichen IQ zwischen 85 und 115 IQ-Punkten; jeweils 13,5 % liegen zwischen 70 und 85 IQ-Punkten bzw. zwischen 115 und 130 IQ-Punkten.

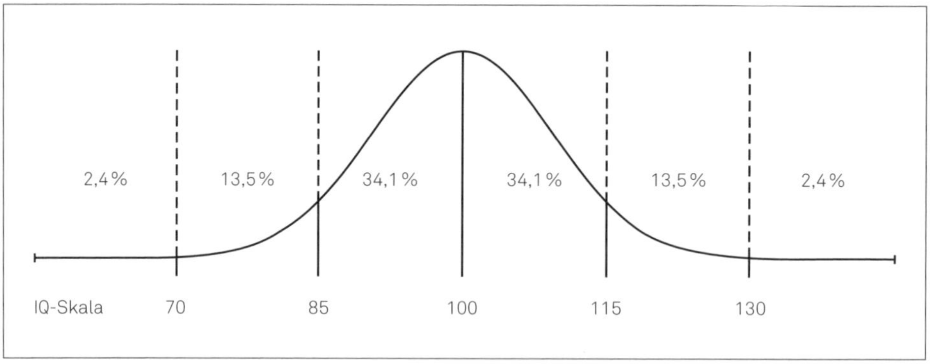


**Abbildung 5:** Normalverteilung des Intelligenzquotienten (IQ)

Wichtig zu unterscheiden ist, ob das eingesetzte Testverfahren zur Ermittlung des IQs einen sprachlichen Anteil hat oder nichtsprachlich ist. In letzterem Fall sollte zusätzlich ein Sprachentwicklungstest durchgeführt werden, da Sprache als Teil der Intelligenz gesehen werden kann, und um auch hierüber verlässliche Informationen zu erhalten.

**Tabelle 3:** Geeignete Verfahren zur Überprüfung des kognitiven Niveaus. WPPSI = Wechsler Preschool and Primary Scale of Intelligence – Fourth Edition; WISC-V = Wechsler Intelligence Scale for Children – Fifth Edition; SON-R = Snijders-Oomen Non-verbaler Intelligenztest

| Verfahren | Beschreibung | auswertbare Indizes |
|---|---|---|
| Bayley-III-Skalen (Reuner & Rosenkranz, 2014) | • verbaler Entwicklungstest<br>• Altersbereich 1–42 Monate<br>• Dauer: ca. 50–90 Minuten | • Kognition<br>• Sprache Rezeptiv<br>• Sprache Expressiv<br>• Feinmotorik<br>• Grobmotorik |
| WPPSI-IV (Petermann & Daseking, 2018) | • verbales Intelligenzverfahren<br>• zwei Versionen für die Altersbereiche 2;6–3;11 Jahre und 4;0–7;7 Jahre<br>• Dauer: 25–55 Minuten (je nach Version) | Je nach Version:<br>• Sprachverständnis<br>• Visuell-Räumliche Verarbeitung<br>• Fluides Schlussfolgern<br>• Arbeitsgedächtnis<br>• Verarbeitungsgeschwindigkeit<br>und weitere sekundäre Indizes |
| WISC-V (Petermann & Petermann, 2017) | • verbales Intelligenzverfahren<br>• Altersbereich 6;0–16;11 Jahre<br>• Dauer: 60–90 Minuten | • Arbeitsgedächtnis<br>• Sprachverständnis<br>• Verarbeitungsgeschwindigkeit<br>• visuell-räumliches Denken<br>• Fluides Schlussfolgern<br>• Gesamt-IQ Wert |
| Verschiedene SON-R-Verfahren<br>(Tellegen, Laros & Petermann, 2012, und Tellegen, Laros & Petermann 2018) | • non-verbales Intelligenzverfahren<br>• mehrere Versionen für versch. Altersbereiche (2–40 Jahre)<br>• Dauer: ab ca. 50 Minuten (mit Pausen) | Je nach Version:<br>• visuell-motorische Fertigkeiten<br>• perzeptive Fertigkeiten<br>• räumliches Vorstellungsvermögen<br>• abstraktes und konkretes Denkvermögen |

Sowohl aus der Verhaltensbeobachtung, die während der Durchführung der Entwicklungs- oder Leistungsdiagnostik erhoben wird, als auch aus den Ergebnissen können Stärken und Schwächen des Kindes oder Jugendlichen abgelesen werden. Diese sind hilfreich für weitere Entscheidungen im Schulkontext (siehe Kapitel 6).

Im Alltag werden Schüler mit einer Autismus-Spektrum-Störung in ihren kognitiven Fähigkeiten häufig falsch eingeschätzt und aufgrund dessen unter- oder überfordert. Dadurch können vermehrt herausfordernde Verhaltensweisen auftreten.

Eine standardisierte Überprüfung des kognitiven Niveaus ist essentiell, um die schulischen Ansprüche – wenn erforderlich auch im Sinne einer differenzierten Beschulung – anpassen zu können.

## 5.4 Autismusspezifische Diagnostikinstrumente

Die explizit autismusspezifische Diagnostik gliedert sich einerseits in die (semi) strukturierte *Diagnostische Beobachtungsskala für Autistische Störungen – 2* (ADOS-2, deutsche Version von Poustka, Rühl, Feineis-Matthews, Poustka, Hartung & Bölte, 2015), die mit dem Kind oder dem Jugendlichen durchgeführt wird, und andererseits in das *Diagnostische Interview für Autismus – Revidiert* (ADI-R, deutsche Version von Bölte, Poustka, Rühl & Schmötzer, 2006), das mit den Bezugspersonen durchgeführt wird. Für die Anwendung dieser beiden aufeinander bezogenen, umfassenden Diagnostikinstrumente ist eine spezielle Schulung und sehr viel klinische Erfahrung notwendig, um Fehldiagnosen (falsch positive sowie falsch negative) zu vermeiden.

Beim *ADOS-2* werden semi-strukturierte Situationen hergestellt, die ASS-spezifische und auffällige sozial-kommunikative Verhaltensweisen provozieren sollen. Die Materialien sind altersgerecht gestaltet und haben insbesondere für jüngere Kinder einen hohen Aufforderungscharakter (z. B. freies Spiel mit (Helden-)Figuren oder Geburtstagsfeier einer Puppe).

Je nach Kombination der sprachlichen, kognitiven und sozial-interaktiven Fertigkeiten des Kindes oder Jugendlichen wird eines von vier standardisierten Modulen angewendet. In den Modulen für jüngere Kinder wird die Untersuchungssituation spielerischer durchgeführt als bei Modul 4, das sehr viele sprachliche Elemente beinhaltet und eher interviewähnlich aufgebaut ist. Für sehr junge Kinder gibt es das Kleinkind-Modul.

**Tabelle 4:** Übersicht der ADOS-2-Module

| ADOS-2 Modul | Einsatzbereich | Erforderliches Sprachniveau |
|---|---|---|
| **Kleinkind-Modul** | 12 bis 30 Monate | Keine Sprache oder einzelne Worte |
| **Modul 1** | ab 31 Monate (ca. 2,5 Jahre) | Keine Sprache oder einzelne Worte |
| **Modul 2** | Kinder in jedem Alter | Verwendung von Sätzen, aber (noch) keine fließende Sprache |
| **Modul 3** | Kinder und Jugendliche in jedem Alter | Fließende Sprache |
| **Modul 4** | ältere Jugendliche und Erwachsene | Fließende Sprache |

Das von dem Probanden gezeigte Verhalten wird von dem Testleiter sehr detailliert beobachtet und in verschiedenen Skalen ausgewertet.

**Tabelle 5:** Auswertungsskalen des ADOS-2

| Skala | Subskala | Inhalte |
|---|---|---|
| **Sozialer Affekt** | Kommunikation | Berichten über Ereignisse, Konversation, Verwenden von deskriptiven, konventionellen, instrumentellen oder informativen Gesten |
| | Wechselseitige soziale Interaktion | Beurteilung des Blickkontakts, mimischer Ausdruck, gemeinsame Freude an der Interaktion, Qualität der sozialen Annäherungen und der sozialen Reaktionen, Ausmaß der wechselseitigen sozialen Kommunikation, allgemeine Beurteilung der Qualität des Rapports |
| **Restriktive und repetitive Verhaltensweisen** | | Ungewöhnlicher Sprachgebrauch, ungewöhnliches sensorisches Interesse, Manierismen, exzessives Interesse an ungewöhnlichen oder sehr spezifischen Themen oder Objekten/repetitive Verhaltensweisen |

Das *ADI-R* wird mit den Eltern oder Bezugspersonen des Kindes oder Jugendlichen durchgeführt. Es handelt sich hierbei um ein Parallelinstrument zum ADOS-2 und wird als sehr ausführliches, Untersuchergeleitetes Interview durchgeführt. Es ist für die Diagnostik und letztlich auch die Förderplanung unerlässlich. Es werden bis zu 93 Fragen behandelt, sodass die Dauer zwischen 1½ und 3 Stunden liegt. Besonderes Augenmerk liegt dabei auf der Altersspanne zwischen 4 und 5 Jahren des Kindes, da sich Autismus-typische Auffälligkeiten in dieser Entwicklungsphase häufig sehr deutlich zeigen. Das Interview kann auch mit Eltern oder Bezugspersonen von jüngeren Kindern durchgeführt werden.

Das Interview gliedert sich in folgende Teile:
1. Hintergrundinformationen über Kind und Familie
2. Frühe Entwicklungsgeschichte und Erreichen von Meilensteinen
3. Spracherwerb und Verlust von Fähigkeiten
4. Kommunikation und Sprache
5. Soziale Entwicklung und Spielverhalten
6. Interessen und repetitives Verhalten
7. Komorbiditäten und isolierte Fertigkeiten

(Punkte 4–6: autismustypische Verhaltensweisen)

Die Ergebnisse aller Untersuchungen und Beobachtungen werden von dem Kinder- und Jugendlichenpsychotherapeuten oder -psychiater mit autismusspezifischen Kenntnissen zusammengefasst und abschließend beurteilt. Aufgrund dieser Zusammenschau wird eine Autismus-Spektrum-Diagnose vergeben oder ausgeschlossen. Alle weiteren Schritte – insbesondere die Interventions- und Förderplanung – bauen darauf auf.

Ergeben sich aus beiden Verfahren, also der direkten standardisierten Verhaltensbeobachtung des Kindes oder Jugendlichen sowie der ausführlichen Befragung der Eltern deutliche Hinweise auf eine ASS müssen diese jedoch von der fallverantwortlichen Person in Zusammenhang mit allen anderen Ergebnissen betrachtet und klinisch abgesichert werden.

Obgleich wiederholt das Geschlechterverhältnis bei ASS eindeutig zulasten des männlichen Geschlechts nachgewiesen werden konnte (AWMF S3-LL, 2016), sollte die Gruppe der Mädchen und Frauen mit einer ASS nicht unberücksichtigt bleiben. Die selbst von ASS betroffene Ärztin, Dr. Christine Preißmann, bezeichnete Mädchen und Frauen aus dem Autismus-Spektrum einmal als „Minderheit einer Minderheit“, wies jedoch zurecht daraufhin, dass dies doch Überlegungen zu diagnostischen und therapeutischen Implikationen umso nötiger mache (Preißmann, 2013).

Durch die höhere Anzahl männlicher Betroffener beziehen sich Diagnosekriterien sowie therapeutische Ansätze vorrangig auf die männliche Ausprägung von ASS. In der Folge werden Frauen und Mädchen mit ASS einerseits oftmals erst mit höherem Alter diagnostiziert und erhalten andererseits somit auch später die nötige

Förderung. Eine positive Entwicklung ist die zunehmende Sichtbarkeit weiblicher Betroffener in der Öffentlichkeit sowie in der (Fach-)Literatur, z. B. die verschiedenen Bücher von Dr. Christine Preißmann, „Schattenspringer" von der ebenfalls Betroffenen Daniela Schreiter, „Mia – meine ganz besondere Freundin" von Dagmar Eiken-Lüchau (Mutter von Mia, die eine ASS-Diagnose hat) und Tanja Husmann (siehe auch Anhang).

Das ADOS-2 stellt semi-strukturierte Situationen her, um autismustypische Verhaltensweisen beurteilen zu können. Es wird ein Schweregrad der Symptomatik angegeben. Im ADI-R werden mit den Eltern oder Bezugspersonen die frühkindliche Entwicklung besprochen und autismustypische Verhaltensweisen erfragt.

Die genaue Durchführung und Auswertung beider Verfahren erfordern umfassendes Wissen und viel Erfahrung.

Die Zusammenschau mit allen anderen Untersuchungsergebnissen muss erfolgen, um eine abschließende Diagnose zu erhalten.

Die Diagnostik bei Autismus-Spektrum-Störungen ist zeitlich und personell sehr aufwändig und muss von speziell geschulten Fachleuten durchgeführt werden. Erst bei Vorliegen aller Untersuchungsergebnisse und wenn die Kriterien für eine ASS erfüllt sind, wird die Diagnose vergeben.

Darauf aufbauend findet die Interventions- und Förderplanung statt.

# 6 Interventions- und Fördermaßnahmen

Um das Verhalten der Schüler mit Autismus-Spektrum-Störungen (ASS) zu verstehen und passende Maßnahmen auswählen und anwenden zu können, finden sich in diesem Kapitel zahlreiche praktische Empfehlungen. Darüber hinaus sind im Anhang Checklisten und Vorlagen hinterlegt, mit denen die Einschätzung des jeweiligen Kindes oder Jugendlichen sowie die Auswahl und Umsetzung geeigneter Maßnahmen unterstützt werden soll. Neben den konkreten Unterrichtsmethoden, die sich bei Schülern mit einer ASS als wirksam erwiesen haben, werden in diesem Kapitel auch Möglichkeiten besprochen, die richtigen Rahmenbedingungen für eine erfolgreiche Schullaufbahn zu schaffen, um das Recht auf Inklusion und Teilhabe der Betroffenen umzusetzen. Dabei wird auch auf mögliche personelle Unterstützung (z.B. Teilhabeassistenz) sowie Aspekte der Vernetzung mit anderen Fachpersonen eingegangen.

Die nachfolgenden Maßnahmen und Methoden sind das Ergebnis unserer Zusammenarbeit mit engagierten Lehrkräften, Teilhabekräften und Schulpsychologen. Bei der Auswahl und Anwendung der Maßnahmen hat es sich als sinnvoll erwiesen, einige Grundprinzipien zu kennen und zu beachten:

## Inklusion – Theorie und Praxis

ASS können den Erfolg der schulischen Bildung eines Kindes oder Jugendlichen stark beeinflussen. Aufgrund ihrer Beeinträchtigungen war für die Betroffenen lange Zeit der Zugang zu vielen Bildungsangeboten erschwert. Die Einführung eines Rechts auf Inklusion markierte hier einen wichtigen historischen Meilenstein.

Lehrkräfte berichten jedoch häufig von der Herausforderung, für den Schüler mit ASS eine förderliche Lernsituation zu schaffen, die im Klassenverband realistisch und praktikabel (auch für die Mitschüler) umsetzbar ist. Räumliche, materielle und personelle Bedingungen erschweren nicht selten die Gesamtlage. Hier ist noch einiges an den Gegebenheiten in deutschen Schulen zu verändern, um das Recht auf Teilhabe (nicht nur für Schüler mit ASS) auch wirklich umzusetzen und nicht bei einem theoretischen Anspruch stehen zu bleiben. Diese Herausforderung kann nur die Politik lösen. Trotz der nicht immer optimalen Voraussetzungen begegnet man jedoch zahlreichen Lehrkräften, die sich von schwierigen Umständen nicht abhalten lassen und die mit unglaublicher Kreativität und Entschlossenheit eine hervorragende schulische Bildung der Kinder und Jugendlichen mit einer Autismus-Spektrum-Störung umsetzen. Dazu möchte auch das vorliegende Kapitel einen Beitrag leisten.

## Vielfalt auch bei den Maßnahmen

Schüler mit ASS benötigen aufgrund der Heterogenität innerhalb des Spektrums bisweilen sehr unterschiedliche Unterstützung. Maßnahmen, die bei einem Kind oder Jugendlichen funktioniert haben, sind somit nicht unbedingt auf einen anderen Schüler mit ASS übertragbar, da sich die Betroffenen bezüglich Schweregrad, Symptomkonstellation und Ressourcen unterscheiden. Es hat sich daher als hilfreich erwiesen, eine Vielzahl an Methoden zu kennen, aus der die passende Maßnahme für den jeweiligen Schüler und auch die jeweilige Klasse gewählt werden kann.

Überdies haben auch die Schulen unterschiedliche Voraussetzungen, verschiedene räumliche und personelle Möglichkeiten usw. Daher ist auch nicht jede Maßnahme, die prinzipiell für einen Schüler geeignet wäre, direkt in jeder Schule umsetzbar. Ob und wie diese Maßnahmen im Alltag anwendbar und sinnvoll sind, kann jede Lehrkraft am besten selbst beurteilen. Sinn und Zweck dieser Sammlung ist es einerseits, dem Kind oder Jugendlichen mit einer ASS die Teilhabe am Unterricht zu ermöglichen und andererseits, der Lehrkraft die Gestaltung eines förderlichen Lernklimas zu erleichtern.

## Akzeptanz und Veränderungspotential

Alle Menschen mit einer ASS haben ein Recht auf Teilhabe und dies schließt ein förderliches Lernumfeld ein. Zugleich soll niemand hilfloser gemacht werden, als er ist und jeder verdient die Chance, sich weiter zu entwickeln, sich an Erfordernisse anzupassen und Herausforderungen zu bewältigen. Um diese Gratwanderung gut ausbalancieren zu können, können zwei zentrale Konzepte herangezogen werden: Einerseits handelt es sich bei ASS um eine nicht heilbare Entwicklungsstörung, die gewisse Anpassungen des Umfeldes erforderlich macht (Akzeptanz der Diagnose) und andererseits können die Betroffenen im Rahmen ihrer Möglichkeiten lernen und sich entwickeln (Veränderungspotential). Effektive Hilfen bestehen somit sowohl aus einer Anpassung des Umfeldes an die jeweiligen Besonderheiten der Kinder und Jugendlichen mit einer ASS, als auch aus einer adaptiven (Lern-)Leistung der Betroffenen an ihr Umfeld.

## Einbezug des Umfeldes

Natürlich sollte nach Möglichkeit auch mit den Eltern des betroffenen Schülers gesprochen werden, da diese die Verhaltensweisen ihres Kindes sehr gut kennen. Auch hierzu finden Sie Materialien im Anhang.

Wenn ein Kind oder Jugendlicher in psychotherapeutischer oder psychiatrischer Behandlung ist und eine entsprechende Erlaubnis der Eltern vorliegt, bietet es sich außerdem an, sich mit dem Behandler zu vernetzen, da dieser ggf. auf die Schule übertragbare Strategien und Tipps für erfolgreiches Lernen und adäquates Verhalten geben kann. Je mehr Informationen vorliegen, desto besser ist eine erfolgreiche und individuell passende Schulbildung möglich. Zudem ist eine gewisse Homogenität der Methoden im „Helfernetz" förderlich für den Lernprozess und die Übertragung von Gelerntem auf neue Situationen (Generalisierung).

## Stärkenorientiertes Vorgehen

Ein weiterer wesentlicher Punkt ist die Ressourcenorientierung der Maßnahmen. Kinder und Jugendliche mit ASS werden oftmals in Bezug auf ihre Schwächen betrachtet, handelt es sich doch um eine „Tiefgreifende Entwicklungsstörung". Schwächen und Defizite mögen auch das erste sein, was im Alltag der Kinder zuerst auffällt und eine Vorstellung bei einem Diagnostiker überhaupt erst anregt. Auch gibt diese Defizitperspektive Hinweise darauf, was dem Betroffenen „fehlt" und was er benötigt, und ist somit oft der erste Schritt zur Einleitung von Hilfen.

Im Kontext von Förderung im schulischen Rahmen sollte sich daran jedoch stets eine kompetenz- oder ressourcenorientierte Sichtweise auf die Betroffenen anschließen, können sie doch auch zahlreiche Stärken aufweisen, die auch im schulischen Kontext genutzt werden sollten.

Eine häufige Ressource bei Kindern und Jugendlichen mit einer ASS ist die gute Verarbeitung visueller Informationen. Diese ist der akustischen Reizverarbeitung bei ASS oftmals überlegen. Auf dieser Ressource bauen sogenannte „visuelle Strukturierungshilfen" (s.u.) auf. Darüber hinaus sind weitere Stärken ebenso zahlreich vertreten, wie die Kinder im Autismus-Spektrum verschieden sind. Ein aufmerksamer Blick auf diese individuellen Kompetenzen ist also dringend empfohlen. Siehe dazu auch die Checkliste „Neuropsychologische Besonderheiten" im Anhang.

Überblick der Maßnahmenbereiche

- *Didaktisch-methodische Hilfen für den Unterricht*
  Visuelle Strukturierungshilfen, Prompting, Lernen durch Konsequenzen, soziales Lernsetting, gerechte Benotung, Unterrichtsgestaltung, eigenes Verhalten
- *Umgang mit herausforderndem Verhalten*
  Verstehen und Einordnen von herausforderndem Verhalten, Ableiten von geeigneten Maßnahmen, was hilft wann?

- *Potenzielle Fallen im Umgang mit Schülern mit ASS*
  „Der ist so klug, der braucht sowas gar nicht", „Kennste einen, kennste alle", „Der Schüler ist doch nicht mehr tragbar", „Der macht das doch mit Absicht!"
- *Elternarbeit*
- *Soziale Integration*
  Transparenter Umgang mit der Diagnose, Aufklärung der Klasse, Pausensituation
- *Geeignete Rahmenbedingungen für Schüler mit ASS*
  Neuerungen des Bundesteilhabegesetzes, Teilhabeassistenz, Nachteilsausgleiche, Einfluss des (kognitiven) Leistungsprofils, Förderschwerpunkte, Vernetzung und Fortbildung, verhaltenstherapeutische Anbindung, ... und nach der Schule?

In diesem Kapitel wird eine Reihe an ressourcenorientieren und autismusspezifischen Möglichkeiten vorgestellt, die sich bei Schülern mit ASS als wirksam und hilfreich erwiesen haben. Diese Maßnahmen sollen die Inklusion und Teilhabe sicherstellen und werden entsprechend der Stärken und Besonderheiten des Schülers mit ASS und den Gegebenheiten vor Ort ausgewählt und umgesetzt. Entsprechende Checklisten, Vorlagen und Arbeitsblätter finden sich im Anhang.

## 6.1 Didaktisch-methodische Hilfen für den Unterricht

Entwicklungsorientierte Verhaltenstherapie ist zur Behandlung einer ASS im therapeutisch-klinischen Kontext die Methode der Wahl (Freitag, Jensen, Teufel, Luh, Todorova, Lalk & Vllasaliu, 2020a). Lernpsychologische Aspekte sollten bei der Förderung und der Veränderung von Verhalten immer Beachtung finden. Dementsprechend orientieren sich die nachfolgenden Maßnahmen an den Grundprinzipien dieser Ansätze, auch wenn sie für den schulischen Kontext selbstverständlich angepasst wurden und auch anders angewendet werden.

### 6.1.1 Visuelle Strukturierungshilfen

Unter diesem Begriff summiert sich eine Vielzahl an Unterstützungsmöglichkeiten für die zahlreichen Anforderungen im schulischen Tagesgeschehen. Grundsätzlich profitieren alle Kinder und Jugendlichen mit einer ASS-Diagnose von visueller Strukturierung (Cholemkery, Kitzerow, Soll & Freitag, 2017). Die Erfahrung zeigt, dass Strukturierungshilfen und Pläne auch bei Kindern mit grundsätzlich hohem Funktionsniveau bzw. hohem IQ hilfreich sein können. Die Komplexität und die Anzahl der Strukturierungshilfen sollten immer individuell angepasst werden.

Visuelle Strukturierungshilfen unterstützen und leiten die Betroffenen bei zahlreichen Anforderungen an, wodurch sie mehr Orientierung, Vorhersagbarkeit und Sicherheit erfahren – drei Zustände, die Menschen mit ASS nach eigenen Aussagen seltener erleben, die sie jedoch für gelingendes Lernen dringend benötigen. Visuelle Strukturierungshilfen haben auch einen stabilisierenden Effekt. Durch ihren Einsatz reduziert sich die Wahrscheinlichkeit, dass herausforderndes Verhalten gezeigt wird. Sie haben entsprechend auch eine präventive Funktion.

Einige Jugendliche mit einer ASS berichten immer wieder davon, sich im Alltag oftmals „verloren" zu fühlen. Bei Paul aus dem Fallbeispiel wäre dies ebenfalls denkbar. Vieles sei für sie nicht vorhersehbar, man habe den Eindruck, andere wüssten unabgesprochen von Dingen oder hätten eine Art stille Übereinkunft getroffen, was wann wie zu tun oder zu lassen sei. Auf diese Informationen könnten sie einfach nicht zugreifen, als fehle ihnen der „Code". Dies führe dann zu erhöhter Anspannung, Rückzug und im schlimmsten Falle sogar zu (Auto-)Aggressionen.

Daher stellen visuelle Strukturierungshilfen für Schüler aus dem Autismus-Spektrum eine sehr gute Möglichkeit dar, im Alltag orientiert zu sein und ausreichende Vorhersehbarkeit und eine gewisse Kontrolle über die Geschehnisse zu erleben, sodass Anspannung und Stresserleben über den Tag nicht zu stark ansteigen. Visuelle Strukturierungshilfen nutzen zudem die Ressource einer guten visuellen Verarbeitungsfähigkeit und gleichen darüber hinaus (noch) fehlende Kompetenzen aus. Gerade die veränderten neuropsychologischen Prozesse (siehe Kapitel 4) wie z. B. die verminderte Handlungsplanung, aber auch eine reduzierte (zeitliche, räumliche, soziale) Orientierungsfähigkeit kann hiermit abgemildert werden.

Visuelle Strukturierungshilfen sind eine Unterstützungsmaßnahme. Wie bei allen Hilfestellungen in einem pädagogischen Kontext ist eine schrittweise Zurücknahme dieser Hilfsmaßnahme (so genanntes „Fading") mit steigenden Kompetenzen sinnvoll und sogar erforderlich. Abhängigkeit von der Hilfe wird so vermieden und Autonomie gefördert. Natürlich sollte dies erst erfolgen, wenn der Schüler die Anforderung auch selbständig bewältigen kann. Eine schrittweise Zurücknahme sollte im Verlauf also immer wieder getestet werden. Manche Kinder und Jugendliche sind jedoch über die gesamte Schullaufbahn (und darüber hinaus) auf solche Hilfen angewiesen oder zeigen nur einen sehr langsamen Lernfortschritt. Dies muss also im Einzelfall und wiederholt neu beurteilt werden. Zu bedenken ist auch, dass zu viele Strukturierungshilfen den Zustand einer Reizüberflutung auslösen können und somit ihren Zweck nicht mehr erfüllen. Generell ist bei Strukturierungshilfen auch zu beachten, dass sie dem Motto „so viel wie nötig, so wenig wie möglich" folgen, um die Autonomie- und Selbstständigkeitsentwicklung des Kindes oder Jugendlichen zu fördern.

Die für visuelle Strukturierung benötigten Materialien können entweder selbst erstellt oder teilweise auch gekauft werden. Dazu finden sich Vorlagen und Hinweise in diesem Kapitel sowie im Anhang. Es bietet sich an, die Materialien aus Papier zu laminieren, um ihre „Lebensdauer" zu erhöhen. Nützlich sind auch Klettpunkte und Klettband zum Befestigen von Regelplänen auf dem Tisch oder an der Wand oder zum Anheften von Bilderkarten auf Plänen usw. Computerprogramme zur Erstellung von visuellen Hilfen (z. B. Boardmaker® oder Metakom®) sind nützlich bei der Erstellung von visuell übersichtlichen Materialien für verschiedene Funktionsniveaus. Natürlich können zahlreiche Materialien auch kreativ selbst hergestellt werden und für den jeweiligen Schüler individuell angepasst werden. Konkrete Beispiele für erfolgreich eingesetzte visuelle Strukturierungshilfen finden sich im Folgenden unter der jeweiligen Anforderung.

> Visuelle Strukturierungshilfen unterstützen Schüler mit ASS bei Anforderungen, die sie nicht alleine bewältigen können. Sie liefern dadurch Orientierung, geben Sicherheit und gleichen (noch) fehlende Kompetenzen aus. Sie können für viele verschiedene Situationen und Anforderungen verwendet werden und nutzen die Ressource der visuellen Verarbeitungsstärke bei ASS.
>
> Da sie eine Hilfestellung sind, sollte regelmäßig überprüft werden, ob sie noch benötigt werden, oder ob der Schüler die Anforderung (zumindest teilweise) mittlerweile selbständig bewältigen kann.

Je nach Anforderung sind verschiedene visuelle Strukturierungshilfen nützlich. Die häufigsten Anlässe für den Einsatz dieser Hilfen sind:

- Strukturierung von Abläufen und Tätigkeiten
- Räumliche Strukturierung
- Zeitliche Strukturierung
- Strukturierung des Arbeitsplatzes/der Arbeitsmaterialien
- Visuelle Strukturierung von Regeln
- Visuelle Strukturierung von Veränderungen

Ihre jeweilige Umsetzung wird im Folgenden – sortiert nach Anforderung an den Schüler – genauer vorgestellt.

## Strukturierung von Abläufen und Tätigkeiten

Eine solche Unterstützung ist immer dann hilfreich, wenn es dem Schüler schwerfällt, folgende innere Fragen als Selbstinstruktion zu stellen, zu beantworten und umzusetzen: „Was ist wann zu tun?", „In welcher Reihenfolge muss ich vorgehen?" „Was brauche ich dafür?" etc. Beispiele hierfür sind letztlich alle mehrschrittigen Abläufe im Schulalltag – vom Toilettengang, über die Pausensituation bis hin zur

Bearbeitung von Aufgaben im Unterricht. Insbesondere in so genannten „Schwellensituationen“ kommen diese Strukturierungshilfen für Abläufe gerne zum Einsatz. Dies sind Situationsübergänge, wie z. B. wenn die eine Unterrichtsstunde beendet ist, die nächste aber noch nicht begonnen hat. Oder der Übergang zwischen der Fahrt im Schulbus und dem Unterrichtsbeginn oder von der Klasse in die Pause – was passiert jeweils dazwischen? Was ist in welcher Reihenfolge zu tun?

Auch wenn solche Schwellensituationen ein typisches Einsatzgebiet sind, können Strukturierungshilfen bei zahlreichen mehrschrittigen Abläufen und Tätigkeiten eingesetzt werden. Eine Strukturierungshilfe bei Abläufen und Tätigkeiten gleicht also immer eine fehlende oder zumindest reduzierte Handlungsplanung aus (siehe Kapitel 4) und hilft auch bei deren Umsetzung. Sie ist am ehesten vergleichbar mit einer „To-Do-Liste“ – entweder in Bildern, Symbolen oder Wörtern, je nach Funktionsniveau des Schülers. Im Folgenden finden sich einige Beispiele.

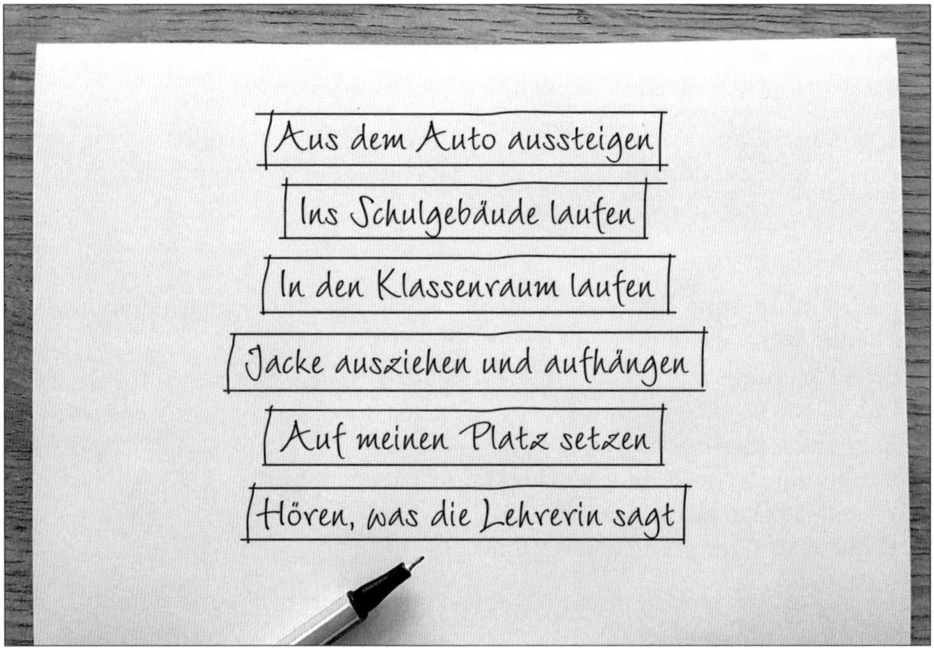
Aus dem Auto aussteigen
Ins Schulgebäude laufen
In den Klassenraum laufen
Jacke ausziehen und aufhängen
Auf meinen Platz setzen
Hören, was die Lehrerin sagt

**Abbildung 6:** Verhaltensplan zum Ankommen in der Schule

Auch zweischrittige Abläufe im Sinne von „Erst ... dann ...“-Zusammenhängen können visualisiert werden, um zu vermitteln, was zuerst bearbeitet werden soll und was danach. Manchmal sind zu viele geplante Schritte sogar eher eine Überforderung und es bietet sich an mit zunächst zweien zu beginnen.

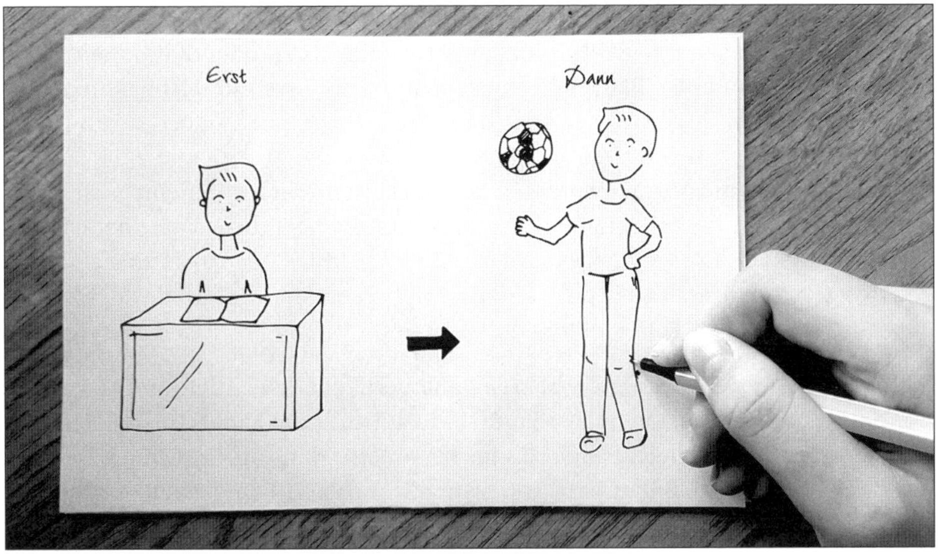


**Abbildung 7:** Beispiel-Plan „Erst lernen – dann Pause“

Letztlich ist auch der übliche Stundenplan eine visuelle Strukturierungshilfe. Damit er für den Schüler mit ASS auch tatsächlich eine Orientierung bietet, kann er jeden Tag am Platz gut sichtbar hingelegt und immer wieder darauf verwiesen/gedeutet werden. Idealerweise wird er farblich ausgedruckt (z. B. jedes Fach eine Farbe), um noch mehr Struktur zu vermitteln. Die einzelnen Stunden können bei Bedarf auch abgehakt oder durchgestrichen werden, wenn sie vorüber sind, um auch eine zeitliche Orientierung zu bieten.

Ablaufpläne und Listen können auch für die Hausaufgabensituation verwendet werden, sollten diesbezüglich Schwierigkeiten bestehen. Sie können eine grundsätzliche Handlungsplanung visualisieren, die immer wieder genutzt wird oder für einzelne Aufgaben neu erstellt werden:

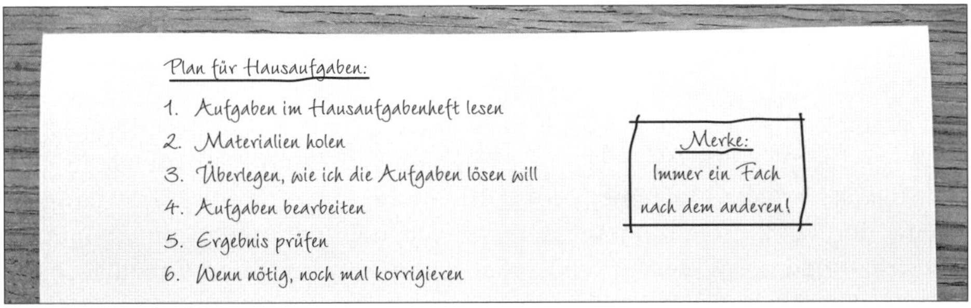


**Abbildung 8:** Ablaufplan „Hausaufgaben“

Je nach Funktionsniveau des Betreffenden können diese Ablaufpläne mit Bilderkarten (bzw. Fotos) aufgeklebt, mit eigenen Zeichnungen oder Symbolen aufgemalt oder in Form eines Plans bzw. einer Art „To do Liste" zum Abhaken aufgeschrieben werden. Je abstrakter allerdings diese Visualisierung ist, desto höher sollte das Funktionsniveau des Schülers sein, damit die Maßnahme auch als Hilfestellung erlebt und genutzt werden kann. Bei Unsicherheit empfiehlt es sich, mit der einfachsten Hilfe zu beginnen, also möglichst übersichtliche Fotos der Gegenstände/Tätigkeiten zu verwenden. Im Anschluss kann die Visualisierung auch abstrakter gemalt, symbolisiert oder aufgeschrieben werden, sofern der Betroffene diese Information als Hilfestellung nutzen kann.

Welche Form der Visualisierung also gewählt wird, hängt letztlich auch davon ab, was der Schüler am besten nutzen kann. Bei Paul aus dem Fallbeispiel bieten sich eher geschriebene, vielleicht auch vereinzelt gemalte Pläne an, bei Clara sind möglichst realitätsgetreue Bilder bzw. Fotos am hilfreichsten – am besten ohne unnötige Details.

Das Ziel ist immer, eine hilfereiche Struktur zu geben, die visuelle Orientierung bietet. Wie genau das umgesetzt wird, kann individuell gestaltet werden, der Kreativität sind dabei keine Grenzen gesetzt. Eine Lehrerin erstellte sogar einmal für alle Schüler ihrer gesamten Klasse jeweils einen Teilhabeassistenten aus Papier, der ihnen den Ablauf bei der Bearbeitung von Aufgaben visualisieren sollte (siehe Abbildung 9), nicht nur für den Schüler mit ASS. Selbstverständlich ersetzt dies keine persönliche Teilhabekraft (das war auch nicht das Ziel), es hat jedoch in diesem Fall nach einer kurzen Gewöhnung die Selbständigkeit des Schülers mit ASS (und auch der anderen Kinder) beim Bearbeiten von Aufgaben erfolgreich unterstützt.

## Räumliche Strukturierung

Diese Art der Strukturierungshilfe beantwortet die Fragen: „Wo bin ich hier?", „Wo soll ich hingehen?", „Wo ist mein Platz?", „Wo darf ich mich aufhalten, wo nicht?", „Wo befindet sich was im Raum?" etc. Das Prinzip der räumlichen Strukturierung ist letztlich vergleichbar mit dem des Frankfurter Flughafens oder der Londoner U-Bahn, wo sich auch „neurotypisch entwickelte" Personen (ohne ASS) leicht verunsichert fühlen oder sich gar verlaufen. Dort sollen verschiedenfarbige Linien und Symbole oben genannte Fragen beantworten, somit räumliche Orientierung bieten und den richtigen Weg weisen. Manch ein Kind mit ASS hat im schulischen Alltag ganz ähnliche Probleme, sich zu orientieren. Bestehen also Schwierigkeiten mit der Reizverarbeitung und der räumlichen Orientierung, können räumliche Strukturierungshilfen den Schüler dabei unterstützen, Wege, Orte und Dinge besser aufzufinden und sich auch in einer bestimmten Situation (z. B. am Sitzplatz) besser zu orientieren.

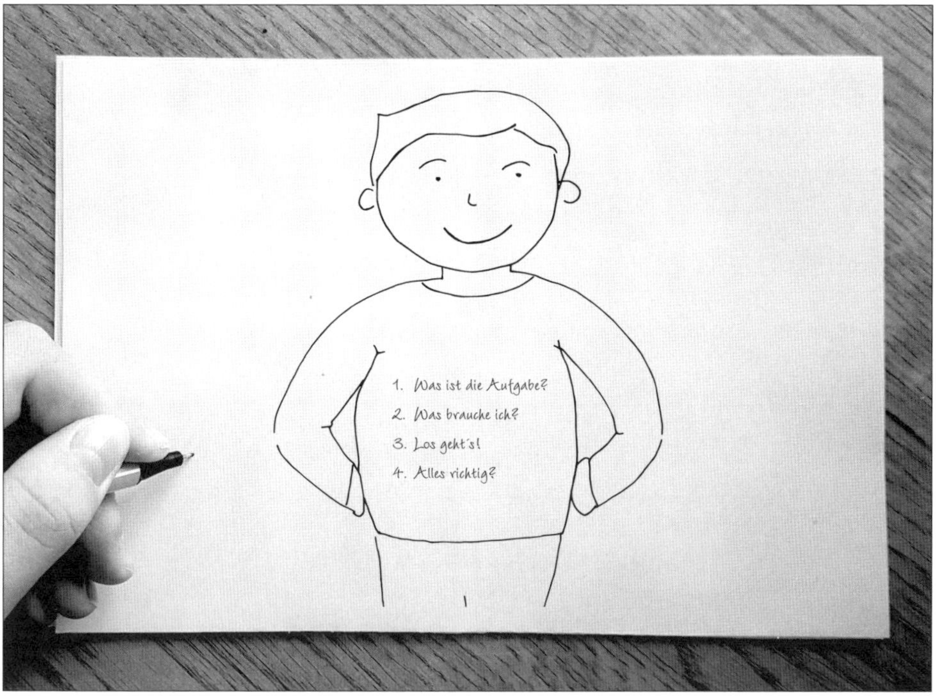
1. Was ist die Aufgabe?
2. Was brauche ich?
3. Los geht's!
4. Alles richtig?

**Abbildung 9:** Teilhabeassistent aus Papier für alle

Hilfreiche Maßnahmen zur Unterstützung der räumlichen Orientierung sind z. B.

- farbige Linien
- farbige Pfeile
- Wegweiser (z. B. „zur Mensa →", „zur Toilette →", „zum Sekretariat →" usw.)
- Bilder, Symbole, und Beschriftungen an Türen, Sitzplätzen, Fächern (z. B. „Pauls Fach")

Diese Maßnahmen beziehen sich somit nicht nur auf Wege, sondern auch auf Orte, Plätze oder Situationen. Sie decken also viele Anforderungen an räumliche Orientierung ab. Manche Kinder und Jugendliche mit ASS können sich Wege sehr gut merken, andere dagegen sind jedoch schnell verloren und brauchen zusätzliche Hilfestellung. Die genannten räumlichen Strukturierungshilfen sind insbesondere – aber nicht nur – in eher unübersichtlichen und vollgestellten Räumen eine hilfreiche Maßnahme. Darüber hinaus können auch räumliche Begrenzungen für Schüler mit reduziertem Gefahrenbewusstsein oder Weglauftendenzen visualisiert werden (siehe Abbildungen 10 und 11). Meist können solche räumlichen Markierungen nach einer Zeit der Gewöhnung, in der am besten immer wieder auf die Visualisierung gedeutet wird, um sie zu verinnerlichen (ggf. mit Verbalisierungen z. B. „Stop" oder „Klassenzimmer"), recht gut genutzt werden.

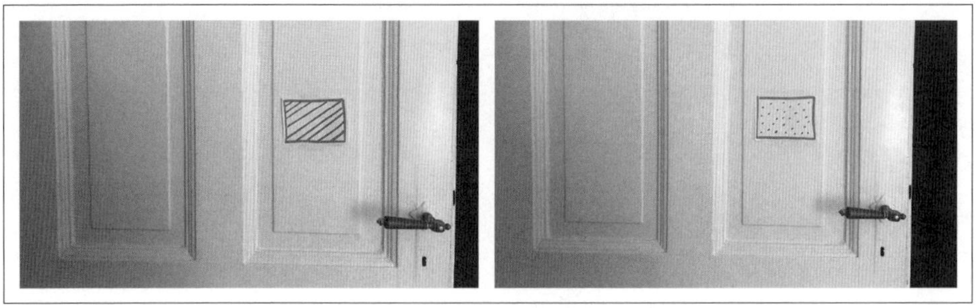

**Abbildungen 10:** Beispiele zur Kennzeichnung von Räumen (Fotos: Teufel & Soll)

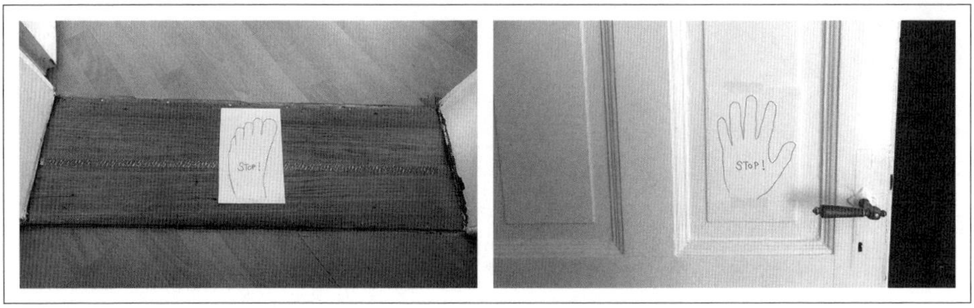


**Abbildungen 11:** Beispiele zur Kennzeichnung räumlicher Grenzen (Fotos: Teufel & Soll)

## Zeitliche Strukturierung

Auch zeitliche Zusammenhänge können bei Bedarf mit visueller Strukturierung unterstützt werden. Diese Hilfe ist immer dann sinnvoll, wenn das Kind oder der Jugendliche entweder noch nicht über ausreichendes Zeitverständnis verfügt oder Schwierigkeiten hat, etwas über einen bestimmten Zeitraum zu tun oder abzuwarten: „Wie lange dauert diese (beliebte/wenig beliebte) Aktivität?“, „Wann ist Pause?“, „Wann ist die Pause zu Ende?“, „Wann beginnt ein schönes Ereignis?“ oder „Ich muss noch warten“, sind typische Anforderungen, die mit zeitlicher Strukturierung visualisiert und besser bewältigt werden können.

Dabei können folgende Hilfsmittel zum Einsatz kommen:

- Sanduhren zur Verdeutlichung der zeitlichen Dauer einer Aktivität
- kleine Ampeln, die in bestimmten zeitlichen Abschnitten von grün über gelb nach rot schalten, um das nahende Ende einer Aktivität anzukündigen
- so genannte Time Timer® (ggfs. auch entsprechende Time Timer®-Apps), mit denen eine variable Zeitdauer vorgeplant werden kann. Ein rot markierter Bereich nimmt mit fortschreitender Zeit ab.
- übliche Uhren (digital oder analog), sofern Uhr lesen schon möglich ist

Was davon eine passende Hilfestellung für den Schüler darstellt, hängt neben seinen vorhandenen Kompetenzen auch davon ab, was in der jeweiligen Klasse umgesetzt werden kann.

Gerade zu Beginn muss die Nutzung dieser zeitlichen Strukturierungshilfen dem Kind oder Jugendlichen deutlich vermittelt werden, indem wiederholt die Aufmerksamkeit auf die Hilfsmittel gelenkt wird, ggf. mit verbaler Erläuterung. Es kann z. B. auf den Time Timer® gedeutet werden: „Wenn das Rote weg ist, sind wir fertig" oder auf eine Warten-Karte: „Noch warten", die dann umgedreht, weggeräumt oder mit einer anderen Karte ersetzt wird (z. B. Pausenkarte), wenn das Warten fertig ist.

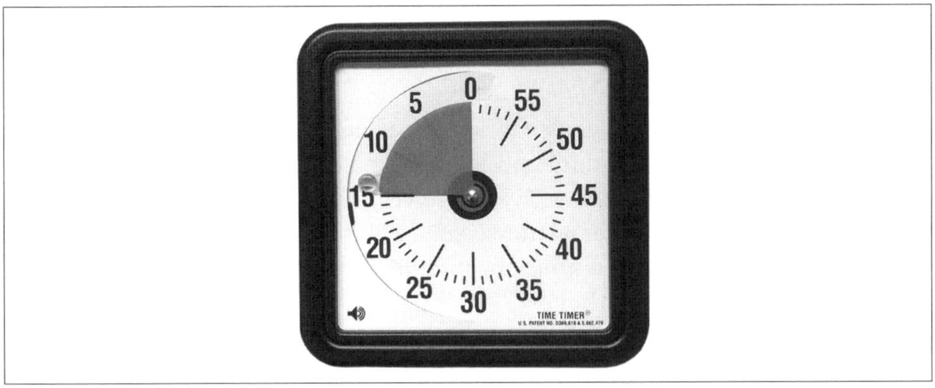


**Abbildung 12:** „Time Timer"® zur Visualisierung der Dauer einer Aktivität; hier: Noch 15 Minuten. (Foto: Teufel)

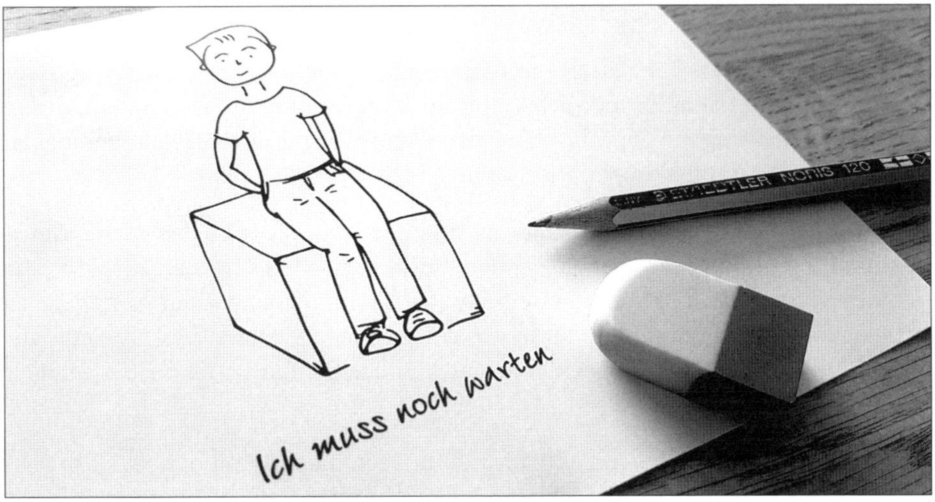


**Abbildung 13:** Bilderkarte zur Visualisierung von Wartezeit

## Arbeitsplatz/Arbeitsmaterialien strukturieren

Ein visuell klar strukturierter Sitzplatz und gut sortierte Arbeitsmaterialien können helfen, dem Unterricht zu folgen und den Aufforderungen der Lehrkraft nachzukommen. Eine visuell unstrukturierte Reizumgebung kann dagegen gerade bei Konzentrationsschwierigkeiten und erhöhter Ablenkbarkeit eine Herausforderung darstellen, insbesondere bei Schülern mit einem lokalen Verarbeitungsstil (siehe Kapitel 4). Betroffene mit einer solchen starken Fokussierung auf Details und entsprechenden Schwierigkeiten, das Gesamtbild zu erfassen, suchen oft lange nach benötigten Gegenständen. Fehlt ihnen dann noch die Fähigkeit, ihre Aufmerksamkeit zu splitten, also z. B. auf zwei Dinge zugleich zu achten – wie Sachen im Schulranzen finden und zugleich der Aufgabenbeschreibung der Lehrkraft zuhören – kann es passieren, dass der Schüler die Aufgabenstellung verpasst, die benötigten Materialien nicht findet und so den Anschluss an das Unterrichtsgeschehen verliert.

Derartige visuelle Strukturierungsmaßnahmen zielen daher auf die Unterstützung bei Fragen wie: „Wo finde ich das benötigte Material?“ oder „Wo gehört dieser Gegenstand hin?“, schließen aber auch eine Abwesenheit von Ablenkung durch unnötige Gegenstände ein. Daher werden weniger Bildmaterialien, Listen oder Pläne eingesetzt, vielmehr wird auf eine übersichtliche Ordnung von Gegenständen, Verstaumöglichkeiten und Arbeits-/Schreibtischen geachtet. Dabei können auch Ablagefächer und Kisten zum Einsatz kommen.

Hierbei können eine größere Übersichtlichkeit und visuelle Unterstützung hilfreich sein:

- Überschaubarer Sitzplatz in der Schule und Schreibtisch zuhause
- Übersichtliche Mäppchen und Schultaschen
- Klar zugeordnete Fächer/Regale

Der Sitzplatz sollte möglichst frei und übersichtlich sein. Im Sinne einer Reizreduktion sollte der Schüler möglichst nur die Gegenstände um sich haben, die er für die aktuelle Aufgabe benötigt. Eine visuell gut strukturierte Lernumgebung ist auch für die Hausaufgabensituation wichtig.

Die Strukturierung einer Lernsituation schließt allerdings auch das verwendete/benötigte Arbeitsmaterial ein: Geordnete Stiftemäppchen sind z. B. „Schlampermäppchen“ (mit allen Sachen in nur einem Fach) vorzuziehen. Ebenso sind zugewiesene Fächer im Schulranzen und verschiedenfarbige Hefte für unterschiedliche Schulfächer hilfreich. Dabei können auch Bilder, Symbole oder Beschriftungen angebracht werden.

Einzelne Ablagefächer, Kisten und Ordner für verschiedene Schulfächer, am besten ebenfalls klar mit Farben, Bildern, Symbolen oder Beschriftungen markiert, liefern zudem Struktur und erhalten den Überblick. Dies kann ggf. auch mit den

Eltern besprochen werden, sollte diesbezüglich von Schwierigkeiten in der Hausaufgabenbearbeitung berichtet werden.

### Visualisierung von Regeln

Auch Regeln können visuell strukturiert werden. Dies gibt inhaltliche Orientierung für die Fragen „Was darf ich (nicht)?“, „Wohin mit meiner Wut/Anspannung?“, „Worauf muss ich achten?“ etc. Ein wichtiges Grundprinzip bei Regeln ist, möglichst das erwünschte Zielverhalten klar zu visualisieren und zu formulieren und nicht das Verbot. Statt „Nicht im Unterricht aufstehen“ sollte also „Während des Unterrichts sitzen bleiben“ visualisiert werden. Das hat den Hintergrund, dass einerseits das Wort „nicht“ von allen Menschen weniger gut kognitiv verarbeitet und gemerkt werden kann als eine positiv formulierte Aussage – und es andererseits oftmals auch nicht ausreicht zu wissen, was man nicht darf, um ein Verhalten zu verändern. Es braucht meist auch eine klare Information oder Anleitung, was stattdessen zu tun ist bzw. welches Verhalten überhaupt erwartet wird. Soll ein Kind z. B. bei Wut andere Kinder nicht schlagen, könnte man „Nicht schlagen“ als Regel visualisieren. Aus den zuvor genannten Gründen wäre es allerdings besser, die Regel positiv zu formulieren, damit dass Kind sie versteht, sich einprägt und weiß was stattdessen zu tun ist. Z. B. „Bei Wut einen Stressball ganz feste drücken“ oder bei Konflikten mit Mitschülern „Streit mit Worten klären“ oder „Bei Streit Hilfe holen“ etc. Dies vermittelt eine klare Handlungsalternative für zukünftige konflikthafte Situationen.

Bei Kindern mit niedrigerem Funktionsniveau besteht allerdings manchmal die Herausforderung, dass die positiv formulierte Regel zu abstrakt oder zu global ausfallen würde, weil eine geeignete positive Beschreibung (z. B. „Streit mit Worten klären“) kognitiv nicht verstanden würde oder nicht umsetzbar ist. Einfachere Formulierungen wie „Nett sein“ oder „Miteinander reden“ sind jedoch keine passenden und vor allem nicht ausreichend klaren Beschreibungen für ein positiv formuliertes Alternativverhalten und können entsprechend nicht gut vom Kind oder Jugendlichen verinnerlicht und umgesetzt werden.

In diesen Fällen kann ausnahmsweise (!) auch eine negative Formulierung, z. B. „Nichts werfen“ visualisiert werden – z. B. mittels eines durchgestrichenen Bildes der unerwünschten Handlung. Dies sollte allerdings immer die letzte Möglichkeit darstellen und erst zum Einsatz kommen, wenn die Versuche, die Regel positiv zu formulieren erfolglos waren. Den Fokus auf das erwünschte Zielverhalten zu legen ist immer am wirksamsten und am besten für die Beziehung!

Auch bei der Visualisierung von Regeln können entweder Bilder, Symbole oder Schrift sowie eine Kombination daraus verwendet werden. Abstrakte Symbole sind hier oftmals zu unkonkret und sollten eher vermieden werden.

Ein Regelplan kann auch mit einer Belohnung verknüpft werden, falls dies erforderlich ist (siehe Kapitel 6.1.3). Auch dafür ist es wichtig, dass die Regeln eindeutig und somit auch „überprüfbar“ formuliert werden. Es sollten vor allem zu Beginn nicht zu viele Regeln auf einmal adressiert werden und auch eher mit leicht erfüllbaren Regeln begonnen werden, auch wenn dies letztlich natürlich von den jeweiligen Kompetenzen des Schülers abhängt:

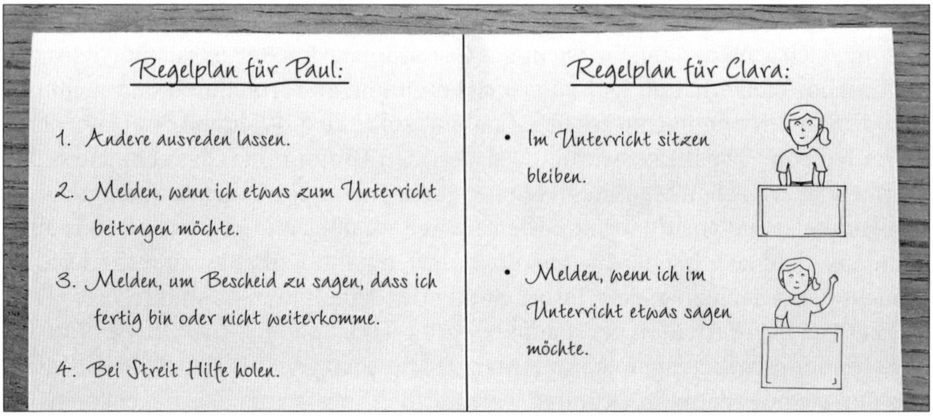


**Abbildung 14:** Regelpläne für Paul und Clara

## Veränderungen visuell strukturieren

Auch die Verarbeitung von Veränderungen kann visuell unterstützt werden, so dass sie besser bewältigt bzw. akzeptiert werden können. Eine solche Visualisierung liefert Informationen zu Neuerungen wie z. B. „Wer ist heute da, wer nicht?“ oder „Wir sind heute in einem anderen Raum“, oder „Heute haben wir Besuch“. Insbesondere unerwartete Veränderung löst bei Menschen mit ASS oftmals Anspannung und Verunsicherung aus, was manchmal auch in herausforderndes Verhalten mündet (s. u.). Idealerweise werden Veränderungen vorher angekündigt (z. B. „Morgen/später kommt Frau Snitkin statt Frau Dietrich“, wenn z. B. die Teilhabeassistenz vertreten wird). In der Realität ist eine Vorankündigung allerdings nicht immer möglich.

Zudem ist die Welt im Allgemeinen nicht immer planbar und ein zunehmendes Gewöhnen an Veränderung in einem passenden Tempo kann das Kind oder den Jugendlichen für unerwartete Veränderungen in der Zukunft stärken. Fehlen hier aber noch die nötigen Kompetenzen, kann der Prozess der Veränderungsakzeptanz auch visuell unterstützt werden. Die Erfahrung zeigt, dass neben verbalen Ankündigungen und Erläuterungen die Visualisierung von Veränderungen für viele Kinder und Jugendliche mit ASS hilfreich ist. Manche Lehrkräfte verwenden hier gerne eine Art Anwesenheitsübersicht mit Bildern, die morgens oder zu Beginn einer Schulstunde gemeinsam aktualisiert wird. Dafür können z. B. Gesichter der Schüler, Lehrkräfte und Teilhabekräfte als (laminierte) Fotos mit Klettpunkten auf einen für alle gut sichtbaren Plan geklebt werden – je nach heutiger An- und Abwesenheit:

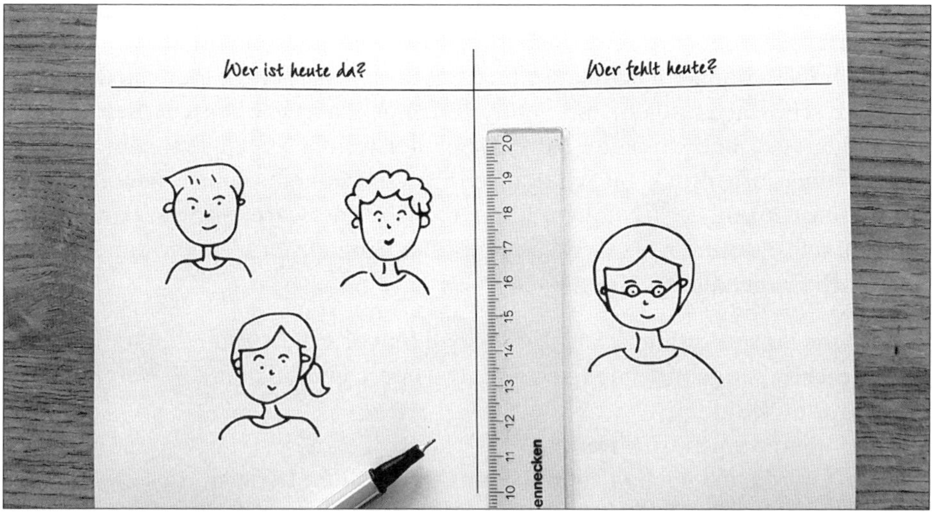


**Abbildung 15:** Visualisierung von Veränderungen („Diese Menschen sind heute da, Frau Dietrich ist heute nicht da")

Bei Kindern und Jugendlichen ohne kognitive Beeinträchtigungen kann dies in Listenform als eine Art Anwesenheitsliste aufgeschrieben werden. Personelle, räumliche oder zeitliche Veränderungen können zudem vorab besprochen und gemeinsam eine Vorgehensweise erarbeitet werden. Hilfreich in diesem Zusammenhang ist eine Art „Standardvorgehen" bei der Anwendung der Maßnahmen für häufige/typische Veränderungen, sodass sich der Schüler mit einer ASS auf das Funktionieren einer Strategie verlassen kann, die er auch möglichst unabhängig anwenden kann.

Es sollte sehr konkret besprochen werden, was in solchen Fällen zu tun ist, z. B.:

- Wie erfährt der Schüler die Änderung des Tagesablaufs?
- Wo kann sich der Schüler in Freistunden aufhalten?
- Gibt es Aufgaben, die bei Entfall einer Stunde zu erledigen sind?
- Besteht die Möglichkeit, über das Smartphone/per App weitere Infos zur Verfügung zu stellen, gibt es kurzfristige Aushänge am schwarzen Brett?
- In Absprache mit dem Sekretariat: Darf sich der Schüler bei Unklarheiten standardmäßig an die Mitarbeiter dort wenden, wenn die zuständige Lehrkraft nicht anwesend ist?

Sollte keine Teilhabeassistenz (nähere Informationen s. u.) zur Verfügung stehen, um bei Veränderungen Orientierung zu geben, ist es besonders wichtig, mit dem Schüler Möglichkeiten zu erarbeiten, wie er selbst mit möglichen Herausforderungen bei Planänderungen umgehen kann; z. B. wo und wie er sich bei unvorhergesehenen Vertretungen, oder einem Ausfall einer Stunde informieren kann.

Gerade bei reduzierter kognitiver Flexibilität und geringen Problemlösekompetenzen ist dies von besonderer Bedeutung. Gemeinsam mit den Eltern oder Sorgeberechtigten und dem Schüler sollte dann dieser erarbeitete Plan durchgesprochen und schriftlich festgehalten werden, um möglichst viele Unsicherheiten vorab auszuräumen. Der Plan sollte für den Schüler immer zugänglich sein (z. B. im Smartphone, ausgedruckt im Schulranzen). Auch bei durchschnittlicher oder sogar überdurchschnittlicher Intelligenz können solche unerwarteten Situationen überfordern, selbst wenn sie öfter vorkommen. Der Umgang damit sollte daher immer schriftlich festgehalten werden.

Abgesehen von „Notfallplänen" für besonders verunsichernde Situationen, wie oben beschrieben, können je nach Bedarf weitere eher allgemeine Vereinbarungen getroffen werden:
- Beim Lehrer um Hilfe bitten
- Kann ein Mitschüler als Pate bestimmt werden, um herausfordernde neue Situationen zu vereinfachen (Informationsaustausch)?
- Wie kann der Betroffene sich bei veränderten Arbeitsaufgaben ausreichend selbst organisieren?

### 6.1.2 Prompting

Unter Prompting (engl.: Soufflieren, zu etwas bringen) versteht man eine Hilfestellung, die den Lernprozess des Kindes oder Jugendlichen aktiv unterstützt (Teufel et al., 2017). Es wird also eingesetzt, wenn geringe oder (noch) keine Kompetenzen vorhanden sind, um eine Anforderung zu bewältigen.

Es gibt verschiedene Arten von Prompts:
- Vorsprechen einer Antwort (Verbaler Prompt)
- Auf etwas deuten, um jemandes Aufmerksamkeit zu lenken (visueller Zeigeprompt)
- Behutsames „Führen" der Hand, um dabei zu helfen, eine Tätigkeit auszuführen (physischer Prompt)
- Vormachen bzw. Demonstrieren einer Tätigkeit (Modellprompt)

Mittels einer solchen Hilfestellung kann dem Kind oder Jugendlichen ein erwünschtes Zielverhalten demonstriert bzw. gemeinsam durchgeführt werden, um dieses Verhalten schrittweise bei ihm aufzubauen und einzuüben. Wenn der Schüler mit Hilfe des Prompts dann das gewünschte Verhalten zeigt, kann er dafür auch verstärkt, also gelobt oder belohnt werden und erhält so eine soziale Orientierung und positive Rückmeldung, welches Verhalten erwünscht und adäquat ist.

Wenn ein Kind z. B. beim Lesen auf dem Blatt nicht gut orientiert ist und gerade die Zeile „verloren“ hat, kann die Teilhabkraft (s. u.) auf die richtige Stelle auf dem Blatt deuten (visueller Zeigeprompt), damit der Schüler weiter den Text vorlesen kann. Auch könnte bei Schwierigkeiten in der Auge-Hand-Koordination die Hand des Kindes zunächst behutsam von der Teilhabekraft geführt werden, um ein Gefühl für die Bewegungsabläufe beim Malen oder Schreiben zu vermitteln. Im Verlauf sollten diese Hilfestellungen verringert und schließlich möglichst ganz weggelassen werden, um Abhängigkeit von der Unterstützung bzw. eine Entwicklungsstagnation zu vermeiden. Wichtig zu beachten ist dabei, dass diese Hilfsmaßnahme das Lernen anbahnen soll und nicht die Leistung abnehmen oder das Kind oder den Jugendlichen entmündigen oder gar „fremdsteuern“ darf. Bei Schülern mit höherem Funktionsniveau ist meist ein eher indirekter verbaler Prompt ausreichend, z. B. „Jetzt hast du das fertig geschrieben. Was musst du jetzt als Nächstes tun?“ oder „Du hast jetzt schon dein Heft rausgeholt, was benötigst du noch für die Aufgabe?“. Dies kann auch in vielen sozialen Situationen, z. B. in der Pause angewendet werden. „Schau mal Paul, Andreas sieht traurig aus, frag ihn doch mal, ob du helfen kannst“, „Tonio möchte dir etwas zeigen, ich glaube er hat eine lustige Idee“ oder „Tim sieht aus, als möchte er auch etwas haben, magst du ihm was abgeben?“ usw.

Mit dem Wissen um die neuropsychologischen Besonderheiten bei ASS (Kapitel 4), kann in zahlreichen Situationen ein verbaler, modellhafter, physischer oder visueller Zeige-Prompt dabei helfen, Selbsthilfepotentiale zu stärken, Neues zu lernen und den Alltag zu bewältigen. Ein Prompt hilft auch, in Handlung zu kommen und sich am Unterrichtsgeschehen oder einer Spielsituation aktiver zu beteiligen.

Im Leistungskontext der Schule, in dem die Lehrkraft Wissen abfragen und beurteilen möchte, scheint die Hilfestellung eines verbalen Prompts oftmals nicht gewünscht oder vielleicht unnötig, da dies letztlich ein direktes „Vorsagen“ einer erfragten Antwort bedeuten würde. Dennoch kann auch in Leistungssituationen ein indirekter verbaler Prompt bisweilen nötig sein, wenn es um die Strukturierung des Ablaufes geht. So könnte die Teilhabekraft z. B. sagen: „Herr Lohaus hat gefragt, welcher Buchstabe als nächstes kommt. Kannst du es ihm sagen?“. Eine solche Hilfestellung sichert die Teilnahme am Unterricht ohne die Gefahr, die Leistung als Teilhabekraft selbst zu zeigen, zu verhindern oder dem Schüler abzunehmen. Es geht also nicht darum, die Leistung stellvertretend für das Kind zu erbringen, sondern soll vielmehr den Schüler anleiten, die Leistung selber zu zeigen.

Prompts können sehr gut von Teilhabekräften umgesetzt werden. Aber auch die Lehrkraft selbst kann darauf achten, z. B. Dinge auf der Tafel mit Zeigegesten deutlich zu prompten oder Bewegungen im Kunst-, Musik oder Sportunterricht modellhaft zu demonstrieren. Ein Prompt muss jedoch auch als solcher für den Schüler nutzbar sein. Bei einem Modellprompt wird die erwünschte Handlung von der Lehrkraft oder dem Teilhabeassistenten demonstriert und kann dann vom Kind oder Jugendlichen abgeschaut und imitiert werden. Diese Hilfe kann demnach nur genutzt werden, wenn der Schüler überhaupt in der Lage ist, etwas zu imitieren, und ist folglich erst ab einem gewissen kognitiven Funktionsniveau möglich.

Bei geringem Sprachverständnis wie im Falle von Clara ist ein visueller Zeigeprompt (auf etwas deuten) vermutlich hilfreicher als ein verbaler. Es können auch Pläne, Bilder oder Post-It's mit Regeln, Hilfen oder Aufträgen auf Tisch oder Wand geklebt oder gelegt werden, so dass die Teilhabekraft bei Bedarf als Prompt darauf deuten kann (z. B. auf das Symbol „Heft rausholen" deuten). Dies nutzt die visuellen Stärken des Schülers und kann auch unauffälliger umgesetzt werden als eine entsprechende verbale Äußerung. Dabei werden also Strukturierungshilfen und Prompts kombiniert. Allerdings sollte der Sitzplatz dadurch nicht unüberschaubar werden, die Anzahl der Bilder/Pläne oder Zettel also möglichst klein gehalten werden.

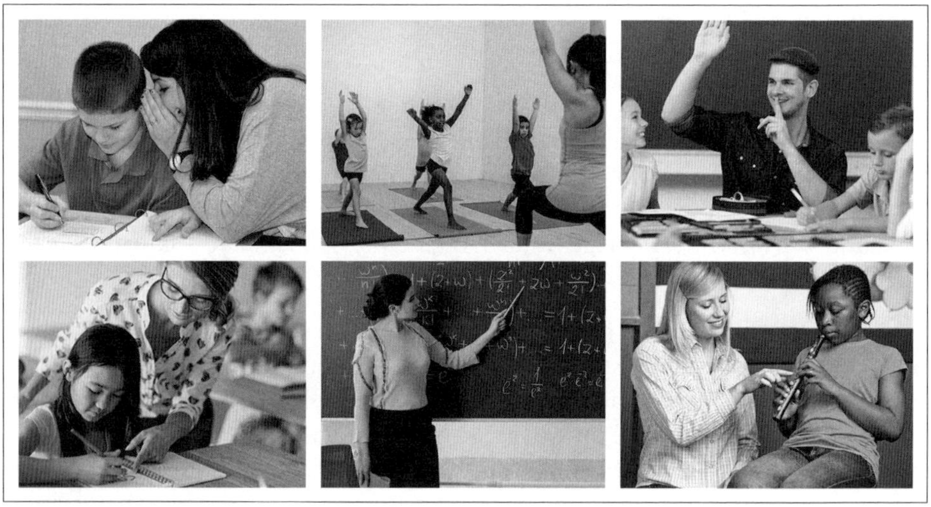

**Abbildung 16:** Bilder von verschiedenen Arten von Prompts (Fotos: © iStock.com)

Kann ein Schüler Prompts als Hilfestellung nutzen, stellen sie eine gute Möglichkeit dar, ihn im Lernprozess aktiv zu unterstützen und sein Potential zu entfalten. Wie bei jeder Hilfestellung sollte eine schrittweise Zurücknahme gelegentlich ausprobiert werden, um die Autonomie zu fördern (so genanntes „Fading").

### 6.1.3 Lernen durch Konsequenzen

Folgt auf ein bestimmtes Verhalten eine positive Konsequenz (direkte Belohnung), neigen wir dazu, es auch zukünftig wieder zu zeigen. Auch wenn durch ein Verhalten eine negative Konsequenz wegfällt (indirekte Belohnung), werden wir dieses Verhalten beibehalten oder häufiger zeigen, da es einen unangenehmen Zustand beendet.

Bleibt eine erwartete positive Konsequenz allerdings aus (indirekte Bestrafung) oder folgt sogar ein negatives Ergebnis auf unser Tun (direkte Bestrafung), sinkt unsere Bereitschaft, dieses Verhalten erneut zu zeigen.

Durch Konsequenzen, die auf Handlungen folgen, kann also erwünschtes Verhalten aufgebaut und inadäquates Verhalten reduziert werden:

**Tabelle 6:** Lernen durch Konsequenzen

| | |
|---|---|
| direkte Belohnung<br>→ Verhaltensaufbau | Indirekte Belohnung<br>→ Verhaltensaufbau |
| direkte Bestrafung<br>→ Verhaltensabbau | Indirekte Bestrafung<br>→ Verhaltensabbau |

**Tabelle 6:** Fortsetzung: Beispiele für Lernen durch Konsequenzen

| | |
|---|---|
| Lob des Lehrers<br>→ öfter im Unterricht melden | Konflikt wird durch die Hilfe der Lehrkraft beendet<br>→ öfter um Hilfe bitten |
| Nachsitzen müssen<br>→ weniger Andere ärgern | Lehrer entzieht Aufmerksamkeit bei Zwischenrufen<br>→ weniger Zwischenrufe |

Kinder und Jugendliche aus dem Autismus-Spektrum lernen grundsätzlich ebenfalls anhand dieser lernpsychologischen Prinzipien, auch wenn sie oftmals autismusspezifisch angewendet werden müssen, um wirksam zu sein (z. B. in Kombination mit einem Regelplan). Die autismusspezifische Anwendung dieser Lernmechanismen wird im Folgenden genauer vorgestellt. Dabei werden zunächst mögliche Arten von Konsequenzen beschrieben und anschließend der konkrete Einsatz von Verstärkung erläutert.

#### Lernen durch positive Konsequenzen

Durch positive Konsequenzen wird Kindern von ihren Eltern und Bezugspersonen vermittelt, dass ihr Verhalten zielführend und adäquat ist. Ein Lernvorgang kann so angeregt werden, da das Kind dieses Verhalten vermutlich erneut zeigen wird, um die positive Konsequenz erneut zu erhalten. Eine einfache Form von einer solchen Verstärkung ist Lob. Damit signalisieren wir Kindern „Das hast du gut gemacht, das war prima“. Lob liefert folglich im Alltag eine Orientierung für das „richtige“ Verhalten und fördert zudem das Selbstbewusstsein. Dieses basale menschliche Lernprinzip wird auch im schulischen Kontext angewendet: Lob von der Lehrkraft, die Vergabe von „Sternchen“ oder „Smileys“ und letztlich auch gute Noten stellen eine positive Konsequenz dar, die signalisieren soll, dass das Verhalten richtig war und weiterhin gezeigt werden sollte. Lob und andere Arten von positiver Konsequenz bieten also eine Möglichkeit, ein erwünschtes Verhalten zu festigen und auch neues adäquates Verhalten aufzubauen. Dabei ist zu beachten, dass Schüler mit ASS soziales Lob allein („Toll gemacht!“) oftmals (noch) nicht gut als Verstärkung nutzen können. Daher ist es zu Beginn und auch grundsätzlich bei eher niedrigem Funktionsniveau hilfreich, das soziale Lob immer mit gegenständlicher Verstärkung bzw. Verstärkerplänen zu kombinieren (s.u.).

Es sollte nicht fälschlicherweise auf das soziale Lob verzichtet werden, da hier auch eine Entwicklung möglich ist, und einige Schüler im Verlauf lernen können, auch soziales Lob als (alleinige) Verstärkung zu erleben.

### Lernen durch Wegnahme negativer Konsequenzen

Auch das Wegfallen einer negativen Konsequenz kann dazu führen, dass ein Verhalten erneut gezeigt wird, da es letztlich ebenfalls als „erfolgreich“ erlebt wurde. Diese Art von Lernen erfolgt im Alltag oft unbeabsichtigt, ist aber nicht selten dafür verantwortlich, dass inadäquates Verhalten gefestigt oder überhaupt erst aufgebaut wird (siehe auch unten bei „unbeabsichtigte Verstärkung“). Wenn z.B. Weglaufen eine Reizüberflutung beendet, lernt das Kind jedes Mal wieder, dass dieses Verhalten zum gewünschten Ergebnis führt, da auf sein Verhalten (Weglaufen) ein unangenehmer Zustand (Reizüberflutung) beendet wird. Dann wird es sehr schwer sein, dieses Weglaufverhalten abzubauen. Bei einer solchen Situation ist es meist erforderlich, präventiv vorzugehen, indem man z.B. eine Reizüberflutung gar nicht erst entstehen lässt.

### Lernen durch Bestrafung

Theoretisch könnte zum Lernen auch Bestrafung eingesetzt werden. Direkte Bestrafung, also das direkte Hinzufügen einer negativen Konsequenz auf ein Verhalten, ist jedoch ethisch nicht wünschenswert, kann die Beziehung zwischen Schüler und Lehrkraft negativ beeinflussen und ist auch bei ASS meist nicht oder weniger wirksam (Teufel et al., 2017; Freitag et al., 2017). Durch ein strafendes Signal mag zwar verstanden werden, dass dieses oder jenes Verhalten nicht gewünscht ist – was stattdessen zu tun ist, wird jedoch i. d. R. durch Bestrafung nicht ersichtlich oder nicht automatisch gekonnt. Sollte die Ursache (z. B. Überforderung) für ein unerwünschtes Verhalten (z. B. lautes Schreien) weiterhin bestehen und der Schüler darüber hinaus nicht über ein Alternativverhalten verfügen (z. B. um Hilfe bitten, Überforderung verbalisieren etc.), kann er das unerwünschte Verhalten (Schreien) bestenfalls unterdrücken und die Ursache aushalten lernen. Gerade für Kinder und Jugendliche, denen die neuropsychologische Hemmung des eigenen Verhaltens schwerfällt (siehe Kapitel 4), ist dies oftmals schlichtweg nicht zu schaffen. Zudem ist das Lernziel, wie auch in diesem Beispiel, häufig wenig sinnvoll (Überforderung aushalten lernen). Stattdessen wird eine Lerngelegenheit verpasst (Bedürfnisse verbalisieren, um Hilfe bitten etc.), die mit Prompting, Visualisierung und passenden Konsequenzen vielleicht zu bewältigen wäre.

Darüber hinaus wird manchmal im Rahmen von ASS durch (vermeintlich) negative Konsequenzen auch das Gegenteil erreicht: Bei Kindern, denen sich die emotionale Komponente beim Schimpfen z. B. nicht eindeutig vermittelt (also die Botschaft „Das macht mich wütend, lass das sein"), kann dies sogar unbeabsichtigt als positive Konsequenz wirken (s. o.), da die starke Mimik, die deutlichen Gesten etc. vom Kind als interessant oder sogar lustig wahrgenommen werden können – durchaus frustrierend für den „Strafenden" und dann auch erfolglos. Ebenfalls kann eine als Strafe gedachte Auszeit von einem Kind mit ASS vielleicht unerwartet als positiv erlebt werden, z. B. weil dadurch eine Anforderung wegfällt, eine Überforderung oder eine Reizüberflutung beendet wird.

### Lernen durch Entzug positiver Konsequenzen

Ignorieren von Verhalten wirkt über den Entzug der Aufmerksamkeit (also Ausbleiben einer verstärkenden Reaktion), was manchmal bei aufmerksamkeitssuchendem Verhalten mit oppositionellem oder provozierendem Charakter wirksam sein kann. Allerdings ist diese indirekte Art der Bestrafung im Klassensetting nicht immer möglich und das Vorgehen den Mitschülern ggf. auch nicht gut zu vermitteln, da diese die ausbleibende Reaktion der Lehrkraft auf unerlaubtes Verhalten evtl. so interpretieren, dass das Verhalten für dieses eine Kind scheinbar erlaubt sei. Darüber hinaus wird manchmal der Aufmerksamkeitsentzug von den Kindern und Jugendlichen mit ASS auch gar nicht bemerkt und kann somit auch nicht als Konsequenz wirken.

Manchmal kann jedoch vermittelt werden, dass man sich durch sein inadäquates Verhalten von einer Belohnung entfernt, dass dadurch z. B. weniger Zeit für die Beschäftigung mit dem Sonderinteresse übrig bleibt. Eine entsprechende Erklärung vermittelt auch, warum ein Verhalten unterlassen werden sollte und das angemessene Verhalten eher zum Ziel führt.

## Unbeabsichtigte Verstärkung

Jede Konsequenz, die auf ein Verhalten folgt, kann dazu führen, dass das Verhalten aufrechterhalten oder sogar noch häufiger gezeigt wird, auch wenn dies von dem betreffenden Erwachsenen so gar nicht gedacht war. Gerade bei Kindern und Jugendlichen mit einer ASS kann solch eine unbeabsichtigte Konsequenz unbemerkt wirksam sein.

Wenn ein Kind z. B. auf Reizüberflutung mit Schreien und Um-sich-schlagen reagiert und in der Folge (vielleicht sogar als „strafendes Signal" für das unerwünschte Verhalten gedacht) in einen reizarmen Timeout-Raum geschickt wird, lernt dieses Kind wahrscheinlich, dass Schreien den unangenehmen Zustand beendet und wird diese Strategie wieder anwenden, um der unangenehmen Situation auch zukünftig zu entkommen. Sinnvoller wäre hier ein präventiver Umgang mit der Reizüberflutung, in dem das Kind entweder zu bestimmten Zeiten, die *vor* der typischen Uhrzeit der Eskalation liegen, in den Pausenraum darf oder aber, dass es rechtzeitig angeleitet wird, eine Pause einzufordern (verbal oder mit Bilderkarte), bevor die Situation eskaliert. Diese adäquate Kommunikation einer Notlage kann dann stattdessen verstärkt werden und vermittelt so dem Kind, welches Verhalten gewünscht ist (und „trotzdem" zum Ziel führt).

Umgekehrt kann auch ein eigentlich erwünschtes Verhalten unbeabsichtigt eliminiert werden, wenn es nicht zu einer positiven Konsequenz führt oder sogar negative Folgen hat. Wenn ein Kind durch adäquates Verhalten, wie verbale oder visuelle Bedürfnisäußerung (z. B. Überreichen einer Bilderkarte, weil es in den Garten möchte), keine Aufmerksamkeit bekommt, wird es das adäquate Verhalten (Karte überreichen) reduzieren oder sogar ganz unterlassen, da die erwartete Konsequenz (Aufmerksamkeitszuwendung, Wunscherfüllung) ausbleibt. Vielleicht wird es in Zukunft einfach aufstehen und rausrennen. Insofern ist es immer sinnvoll, adäquates Verhalten positiv zu verstärken oder mindestens zu loben, auch wenn der Wunsch nicht sofort erfüllt werden kann (z. B. „Prima gefragt!", ggf. mit Klatschen oder „Daumen hoch" Signal und dann: „Aber erst fertig malen, dann in den Garten gehen").

Es ist also wichtig, die Kinder und Jugendlichen in ihrem Verhalten genau zu beobachten und sich der eigenen Reaktion darauf bewusst zu sein. Gerade wenn herausforderndes Verhalten sich immer mehr verfestigt, sollte zumindest geprüft werden, ob versehentliche Verstärkung stattfindet.

### Fazit: Lernen durch Konsequenzen

Das Hinzufügen einer positiven Konsequenz (so genannte „Verstärkung") auf ein Verhalten des Kindes ist insgesamt am wirksamsten bei ASS. Positive soziale Konsequenzen sind hierbei grundsätzlich am erstrebenswertesten (z. B. Lächeln, Lob, positive Aufmerksamkeitszuwendung). Diese können aber von einigen Kindern und Jugendlichen mit einer ASS nicht immer als alleiniger Verstärker genutzt bzw. bemerkt und verstanden werden, da derartige soziale Informationen oft nicht gut verarbeitet werden können. Daher ist es manchmal hilfreich, Konsequenzen konkret zu verdeutlichen, damit sie von dem Schüler mit ASS auch wahrgenommen und als Lernsignal genutzt werden können. Beispiele für eine solche konkrete Konsequenz sind so genannte gegenständliche Verstärker, die ein Kind bei erwünschtem Verhalten ausgehändigt bekommt oder visuelle Verstärkerpläne, die das erwünschte Verhalten visualisieren und mit einer Belohnung verbinden.

Im Folgenden werden praktische Beispiele für positive Verstärkung näher vorgestellt und abschließend noch einige wichtige Grundprinzipien erläutert, die es bei all diesen Verstärkungsarten zu beachten gilt.

## Gegenständliche Verstärkung

Im jüngeren Alter oder bei geringeren kognitiven Fähigkeiten empfehlen sich einfache und unmittelbare Verstärker. Solche gegenständlichen Verstärker sind allerdings nur wirksam, wenn sie vom Kind auch als positiv erlebt werden, sonst bleibt die Wirkung aus. Die Interessen von Schülern mit einer ASS sind manchmal ungewöhnlich oder anders als erwartet. Daher bietet es sich an, bei der Auswahl von Verstärkern auch die Eltern einzubeziehen und einige Grundprinzipien zu beachten (s. u.). Es ist hilfreich, festzuhalten, wie das Kind auf die einzelnen Gegenstände reagiert (greift danach, möchte es nochmals haben oder zeigt kein Interesse). Je nach verbalen Fähigkeiten sollte der Schüler natürlich auch gefragt werden.

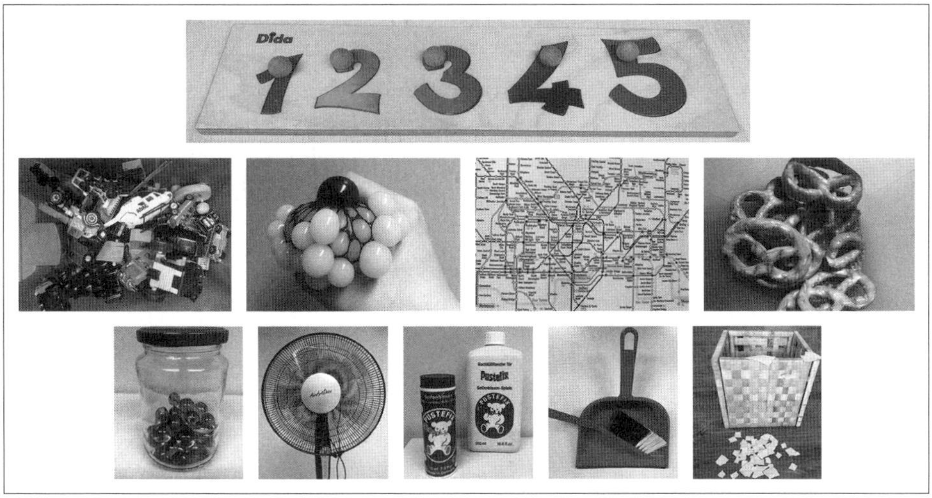


**Abbildung 17:** Verschiedene Verstärker-Gegenstände: Zahlenpuzzle, Spielzeugautos, Quetschball, Linienfahrplan, Brezelchen, Murmeln, Ventilator, Seifenblasen, Handfeger, Papierschnipsel-Korb (Fotos: Teufel & Soll)

Solche beliebten Verstärkergegenstände scheinen manchmal im Klassenverband nicht gut einsetzbar. Eine Sorge besteht darin, dass es den anderen Schülern nicht immer vermittelbar sein könnte, warum dieses Kind eine Belohnung für ein Verhalten erhält, das sie vielleicht sogar selbst doch bereits zeigen. Die Erfahrung zeigt, dass die Verstärkung von anderen Schülern gut akzeptiert wird, wenn man erklärt, dass es für jeden Schüler Regeln gibt und alle die jeweils notwendige Unterstützung bekommen. Dafür ist es hilfreich, wenn die anderen Kinder der Klasse über die ASS des Schülers aufgeklärt sind (siehe auch „Umgang mit der Diagnose"). Ggf. können auch die anderen Kinder eine Verstärkung erhalten. Gut gelingt der Einsatz von Verstärkung auch dann, wenn der Verstärkergegenstand einem Spezialinteresse entspricht (z. B. einen Liniennetzplan anschauen). Die Beschäftigung mit Spezialinteressen sollte allerdings nur in einem gewissen Zeitrahmen stattfinden, um die soziale Integration im Klassenverband nicht zu untergraben.

Diese gegenständliche Verstärkung sollte immer dann in Betracht gezogen werden, wenn ein Schüler wenig auf Lob etc. anspricht und klarere Orientierung benötigt, welches Verhalten gezeigt werden soll. Bei der Umsetzung von gegenständlicher Verstärkung sollten untenstehende Grundprinzipien beachtetet werden.

## Verstärkerpläne

Neben dem Aushändigen konkreter Verstärkergegenstände können auch sogenannte Verstärkerpläne verwendet werden. Ihr Einsatz erfordert gewisse kognitive Fähigkeiten des Schülers, wie z. B. das Vorhandensein von Symbolverständnis (ein Smiley symbolisiert „gut gemacht", mehrere gesammelte Smileys stehen für eine Belohnung) und auch die Fähigkeit zum Belohnungsaufschub (jetzt anstrengen, um später eine Belohnung zu erhalten). Sie lassen sich bei gegebenen Voraussetzungen auf Seiten des Kindes oder Jugendlichen jedoch gut in Form eines kombinierten Regel-Verstärkerplans (s. o. Visualisierung von Regeln) einsetzen. Die Tokens (z. B. Smileys) können ausgedruckt, laminiert und auf der Rückseite mit Klettpunkten versehen und immer bei erwünschtem Verhalten auf den Plan (der wiederum mit einem Klettband versehen ist) geklebt werden. Alternativ können sie auch aufgemalt werden. Dabei sollten untenstehende Grundprinzipien Beachtung finden.

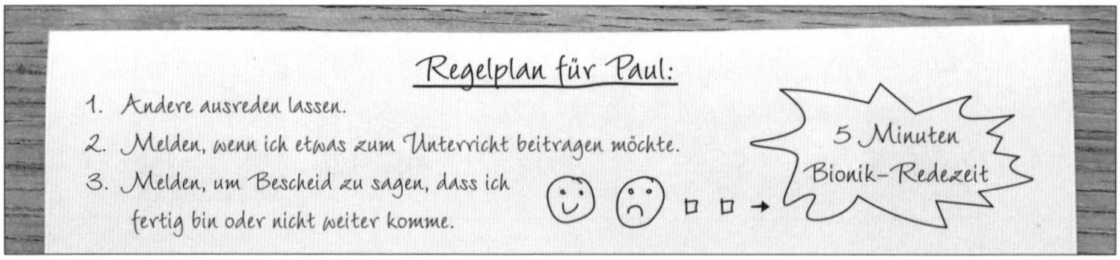


**Abbildung 18:** Kombinierter Regel-Verstärkerplan unter Berücksichtigung des Spezialinteresses von Paul

## Grundprinzipien der Verstärkung

Verstärkung muss individuell passend gewählt und umgesetzt werden. Damit Verstärker auch wirksam sind und tatsächlich zur Steigerung des gewünschten Verhaltens führen, sind allerdings einige Grundprinzipien zu beachten, die für alle vorgestellten Arten von Verstärkung relevant sind:

1. *Aufmerksamkeitsfokus sicherstellen*
   Der Schüler muss merken, dass und wofür er verstärkt wurde. Daher sollte jede Verstärkung auch beschreibendes Lob enthalten (z. B. „Du hast dich so toll gemeldet, hier hast du einen Smiley" oder „Toll ausgemalt!"). Verstärkung sollte also möglichst verbal begleitet werden. Ist dies im Unterricht nicht möglich bzw. störend, sollte zumindest ein visuelles „Signal" erfolgen, z. B. als ein Daumen-Hoch-Zeichen oder ein leises „High Five", bevor ein Verstärker ausgehändigt wird; idealerweise in Kombination mit einem Deuten auf das richtige Verhalten im Regelplan oder das Ergebnis einer Anstrengung (Bild, Text etc.). Dadurch soll sich die Botschaft „Das war prima. Weiter so!" vermitteln. Ein reines Aushändigen eines positiv besetzten Gegenstandes, ist i. d. R. nicht ausreichend, da das Kind oder der Jugendliche auch verstehen muss, für welches Verhalten es verstärkt wurde, damit er dieses in Zukunft wieder oder sogar häufiger zeigt. Eine rein zeitliche Kopplung von Verstärker und Verhalten, die außerhalb der Aufmerksamkeit des Kindes liegt, ist nicht erfolgreich.
2. *Individuelle Vorlieben beachten*
   Ein Verstärker ist nur wirksam, wenn er dem Kind oder Jugendlichen auch gefällt, also tatsächlich als positive Konsequenz erlebt wird. Verstärker fallen bei ASS ggf. auch ungewöhnlich aus. Z. B. kann das Knistern einer Gummibärchentüte subjektiv wertvoller sein als der Inhalt oder Gegenstände mit Bezug zu einem individuellen Sonderinteresse besser geeignet sein, als andere alterstypische Gegenstände.
3. *Zuverlässig Verstärken*
   Verstärkung ist eine Konsequenz auf vorheriges Verhalten und sollte daher immer absolut zuverlässig gegeben werden. Nur so kann der gewünschte Effekt (zukünftig mehr von dem erwünschten Verhalten zu zeigen, weil darauf positive Konsequenzen folgen) auch erreicht werden.
   Es kann jedoch auch sinnvoll sein, bei steigenden Fähigkeiten Verstärkung auch wieder „auszuschleichen" und neues Zielverhalten festzulegen, das verstärkt wird. So wird Lernen von Neuem ermöglicht und darüber hinaus auch eine Abhängigkeit von der Verstärkung vermieden. Letztlich ist das Ziel, dass das Verhalten im Repertoire des Kindes verankert ist und nicht lediglich aufgrund der Verstärkung gezeigt wird.
4. *Kein Punktabzug bei Nichterreichen*
   Der Abzug von Punkten oder Smileys (auch als „response-cost" bekannt) sollte nicht eingesetzt werden. Nur weil ein Verhalten (oder das Ausbleiben davon) eine Bestrafung nach sich zieht, weiß ein Kind oder Jugendlicher noch nicht,

was das erwünschte Verhalten ist. Motivation für und Belohnung von erwünschtem Verhalten ist wirksamer und besser für die Beziehung. Es sollte immer um die gezielte Verstärkung erwünschten Verhaltens gehen.

5. *Klare Verhaltensziele setzen*
   Das gewünschte Verhalten sollte sehr konkret und überprüfbar formuliert werden. „Brav sein“ oder „aufräumen“ sind z. B. Verhaltensziele, die zu global formuliert sind. So weiß einerseits der Schüler nicht genau, was wann erwartet wird (das wird dabei jedoch vorausgesetzt) und andererseits ist es schwierig, solch ein Verhalten zu verstärken, wenn z. B. das Kind zwar Ordnung in der Schultasche hält, aber zahlreiche Gegenstände auf dem Boden verteilt, oder sich zwar im Unterricht meldet, aber dem Sitznachbarn Dinge wegnimmt.
6. *Zeitspannen überschaubar halten*
   Aus dem vorherigen Punkt wird auch ersichtlich, dass zeitliche Einschränkungen hilfreich bzw. notwendig sind, wenn es um zu verstärkendes Verhalten geht. Ein Zielverhalten in einer kürzeren Zeiteinheit zu schaffen (z. B. während einer bestimmten Aufgabe oder in einer Unterrichtsstunde) und dann auch direkt Verstärkung zu erhalten, ist erfolgversprechender als wenn z. B. über den ganzen Schultag ein lückenloses entsprechendes Verhalten erwartet wird. Bei zu langer Zeitdauer kann es passieren, dass das gewünschte Verhalten nur vorübergehend gezeigt wird, und man dies dann trotz Vorkommen von Nichteinhalten verstärken muss oder aber das erfolgte zeitweise Einhalten nicht verstärken kann. Auch wirken begrenzte Zeiteinheiten für den Betroffenen nicht so unerreichbar und sind folglich motivierender.
7. *Pläne überschaubar gestalten*
   Ein Verstärkerplan sollte überschaubar sein. Bei mehreren wünschenswerten Verhaltensweisen sollten diese besser nacheinander adressiert werden. Mehr als drei Regeln überfordern die meisten Betroffenen, sind aber natürlich im Einzelfall möglich. Manche Kinder oder Jugendliche schaffen zu Beginn zunächst nur eine Regel.
8. *Mit gut erreichbaren Zielen starten*
   Gerade zu Beginn sollte das Ziel gut erreichbar sein, also häufig verstärkt werden können, um das Prinzip der Verstärkung zu vermitteln und Erfolgserlebnisse zu ermöglichen. Im Verlauf bzw. bei zunehmender Kompetenz können auch schwierigere Ziele adressiert werden.
9. *Wirksamkeit überprüfen und ggf. Anpassungen vornehmen*
   Wenn sich ein Verhalten durch Verstärkung nicht bessert, obwohl dieser Fortschritt dem Kind oder Jugendlichen grundsätzlich zuzutrauen ist, sollten die zuvor genannten Punkte überprüft werden. Ebenso sollte in Betracht gezogen werden, dass herausforderndes Verhalten möglicherweise unbeabsichtigt verstärkt wird (s. o.).

Verstärkung kann besonders gut von der Teilhabeassistenz (s. u.) umgesetzt werden, aber auch eine Lehrkraft kann und sollte (zumindest) sozial-verbal verstärken, z. B. durch Lob, Lächeln oder positive Aufmerksamkeitszuwendung. Sollte der Schüler nicht wie erwartet (erfreut) auf ein Lob reagieren, sollte dies von der Lehrkraft oder der Teilhabeassistenz nicht persönlich genommen werden, da die in Kapitel 4 vorgestellten neuropsychologischen Besonderheiten die Ursache sind und nicht etwa Undankbarkeit oder Unhöflichkeit. Trotzdem kann und sollte weiterhin sozial verstärkt und gelobt werden, denn möglicherweise erreicht den Schüler doch mehr, als Außenstehende wahrnehmen. Es ist auch möglich, dass im Verlauf soziale Verstärkung besser genutzt werden kann, wenn sie wiederholt mit anderer Verstärkung (Gegenstände/Smileys) kombiniert wird.

Verstärkung ist eine Unterstützungsmaßnahme für den Lernprozess. Die Verstärkung soll Orientierung für das erwünschte Verhalten geben, den Schüler auch motivieren, sich angemessen zu verhalten. Auch bei Verstärkung ist es deshalb so, dass der Schüler das Verhalten idealerweise irgendwann auch ohne dieses Hilfsmittel zeigen soll. Letztlich soll das adäquate Verhalten in sein Verhaltensrepertoire übergehen und auch unabhängig von einer positiven Konsequenz gezeigt werden. Diese Unterstützungsmaßnahme sollte somit im Verlauf ebenfalls „ausgeschlichen“, also schrittweise reduziert werden. Ist ein Verhalten als „gemeistert“ zu betrachten – wird es also weitegehend zuverlässig gezeigt – kann es durch ein neues, zu erlernendes Zielverhalten ersetzt werden.

Lernpsychologische Prozesse hängen auch von den Konsequenzen ab, die auf ein Verhalten folgen. Das Hinzufügen oder Entfernen von positiven oder negativen Konsequenzen beeinflusst, ob ein Verhalten aufrechterhalten bzw. häufiger gezeigt oder abgebaut wird.

Am wirksamsten bei ASS sind positive Konsequenzen, also Lob, Aushändigen von Verstärkergegenständen oder Vergabe einer symbolischen Verstärkung (z. B. Smileys für eine spätere Aktivität/Belohnung) bei erwünschtem Verhalten. Ggf. sollte der Einsatz von Verstärkung der Klasse erklärt werden.

Bei inadäquatem Verhalten sollte immer geprüft werden, ob es von anderen Personen unbeabsichtigt verstärkt und so aufrechterhalten wird. Ist dies der Fall, muss sowohl präventiv an den Auslösern angesetzt, als auch klare Vorgaben für erwünschtes Alternativverhalten gegeben werden.

Bei der Wahl des Verstärkers sollten individuelle Vorlieben Berücksichtigung finden, damit er auch wirksam ist. Der Schüler sollte immer wissen, wofür die Konsequenz erfolgt ist (verbalisieren, deuten etc.).

### 6.1.4 Soziales Lernsetting

Auch wenn schulisches Lernen immer ein stückweit im sozialen Kontext erfolgt, gibt es Lernsettings, in denen neben der inhaltlichen Lernaufgabe des jeweiligen Faches weitere Anforderungen an soziale Kompetenzen hinzukommen. Da diesbezügliche Schwierigkeiten Teil der ASS-Symptomatik darstellen, sollte das soziale Lernsetting von der Lehrkraft bewusst gestaltet werden, auch im Sinne der Prävention von herausforderndem Verhalten aufgrund von Überforderung. Wenn z. B. eine Partnerarbeit stattfinden soll, kann es hilfreich sein, den Schüler mit ASS den Partner wählen zu lassen bzw. bei der Auswahl zu unterstützen, um die sozialen Anforderungen überschaubar zu halten. Bei Gruppenarbeiten sollte dem Schüler mit ASS tendenziell nicht die Moderatorenrolle bzw. Gruppenleitung übertragen werden, es sei denn, er äußert explizit diesen Wunsch und ist dadurch nicht überfordert.

Dieses Vorgehen soll Schüler mit ASS nicht aus diesen Situationen ausschließen, vielmehr geht es darum, sich bewusst zu sein, dass das Setting an sich schon eine Anforderung für Menschen mit ASS darstellen kann, mit der man umgehen muss. Manchmal ist diese Anforderung zu hoch und verhindert letztlich, dass die fachlichen Inhalte erlernt/bearbeitet werden können. Daher kann es sinnvoll sein, diese Aufgabe dann alleine oder als Partnerübung durchführen zu lassen. Im Verlauf und bei fortschreitenden sozialen Kompetenzen, kann (und sollte) Gruppenarbeit natürlich auch probiert werden, um dem Schüler nicht die soziale Lernmöglichkeit bei der Zusammenarbeit mit Mitschülern zu verwehren. Auch bei diesen Anforderungen können die zuvor genannten Techniken „Strukturierungshilfen", „Prompting" und „Verstärkung" eingesetzt werden.

### 6.1.5 Gerechte Benotung?

Die Frage, ob und wenn ja, wie eine gerechte Benotung möglich ist, kann vermutlich nicht abschließend beantwortet werden – gerade, weil Benotung grundsätzlich ein Thema ist, das sehr individuell aufgefasst werden muss und nicht immer von den Schülern als „fair" empfunden wird. Grundlage der Benotung ist die Frage, ob der Schüler mit einer ASS die Leistungen erbringen kann, die in der Jahrgangsstufe den Anforderungen des Lehrplans nach zu erbringen sind. Das heißt, die Anforderungen dürfen dabei nicht herabgesetzt werden, der Schüler muss zu einem „gerechtfertigten" Schulabschluss kommen.

Zu unterscheiden sind dabei die Lern*ziele* und die *Form* der Leistungserbringung. Letztere kann in den Nachteilsausgleichen (s. u.) berücksichtigt und festgelegt werden, indem z. B. die schriftliche Leistungserbringung vorrangig angewendet werden soll (z. B. anfertigen einer Hausarbeit statt Referat halten oder statt Sportprüfung) oder mehr Zeit gewährt wird. Das Ziel jedoch muss davon unberührt bleiben.

Die jeweiligen Regelungen in den einzelnen Bundesländern sind sehr unterschiedlich und entsprechend zu beachten.

Hilfreich kann es sein, zu Beginn des Schuljahres mit der gesamten Klasse die Merkmale/Kriterien für (mündliche) Noten zu besprechen und ggfs. eine Art Checkliste auszuteilen, in der klar aufgezeigt wird, nach welchen Kriterien die mündliche Mitarbeit bewertet wird (z. B. Häufigkeit der Beteiligung, Abstufung der Art des Beitrags, z. B. zusammenfassend oder Einbringen weiterführender Informationen etc.). Die Schüler können sich anhand dieser Checkliste bestenfalls fortlaufend selbst überprüfen. Dies kann insgesamt die Selbstständigkeit fördern und mehr Transparenz bei der Benotung schaffen.

Große Unsicherheiten bei der Benotung können in einer kollegialen Beratung (am besten mit Lehrkräften, die das betreffende Kind auch kennen) erörtert oder/und mit der Schulleitung besprochen werden. Eine frühzeitige Beratung von Eltern (und wenn möglich dem betreffenden Schüler), ist sicherlich hilfreich, wenn es sich um besonders besorgte Eltern handelt und um Konflikten vorzugreifen. Konkret aufzuzeigen, welche Leistungen für eine bessere Note erbracht werden müssten, dient der Transparenz und der Schüler hat die Chance, darauf hinzuarbeiten. Die genaue Dokumentation über die ergriffenen Maßnahmen ist bei einem möglichen Rechtsstreit zwischen Eltern und der Schule – besonders bei Abschlusszeugnissen – hilfreich. Rechtliche Beratung und Unterstützung kann im Einzelfall bei Bedarf über Berufsverbände oder Gewerkschaften erfolgen.

### 6.1.6 Unterrichtsgestaltung und eigenes Verhalten auf dem Prüfstand

Wichtig für einen „autismusgerechten" Unterricht ist grundsätzlich sicherlich die Anpassung der Sprache der Lehrkraft. Da Schüler mit ASS z. B. Schwierigkeiten beim Verstehen von Ironie und Doppeldeutigkeit haben, sind klare und eindeutige Formulierungen und Arbeitsaufträge notwendig. Die Visualisierung des Gesagten hilft Schülern mit ASS zusätzlich, Inhalte und Aufträge besser zu verstehen (s. o.). Gewisse Routinen im Ablauf der Schulstunde, Rückversicherungen oder Wiederholung der Aufgabenstellung und ggfs. der Teilschritte (evtl. sogar durch den Schüler mit ASS selbst, indem er dazu aufgefordert wird) können Missverständnissen vorbeugen; Angaben über die zeitliche Planung der jeweiligen Schulstunde oder des Arbeitsauftrags (evtl. mit einer separaten Uhr für den Tisch des betreffenden Schülers; s. o. „zeitliche Strukturierung") sind ebenfalls eine gute Hilfestellung. Diese Maßnahmen können zumindest teilweise auch für andere Schüler hilfreich sein und fördern den Gemeinschaftssinn. Sie können somit auch mit der gesamten Klasse umgesetzt werden: Z. B. kann eine Schulstunde gemeinsam geplant werden. Die Lehrkraft gibt dabei die wesentlichen Inhalte vor und die Schüler können ggf. bei der Auswahl der Reihenfolge oder der Materialien helfen. Es kann ein Ablaufbeauftragter gewählt werden, der immer die Abbildung der abgeschlossenen Aufgabe in eine „Fertig-Kiste“ legt, eine Wäscheklammer auf die aktuelle Aufgabenkarte weitersteckt oder eine Aktivität von der Tafel/einem Flipchart abwischt usw. Hier gibt es viel Gestaltungsspielraum, der sicher auch von den Besonderheiten des Schülers mit ASS sowie von der jeweiligen Klasse abhängt.

Insgesamt können Lehrkräfte ihre angewandten Lehrmethoden auf den Prüfstand stellen und ggf. erweitern oder anpassen. Ausschließlicher Frontalunterricht scheint sicherlich nicht mehr zeitgemäß. Möglichkeiten des e-Learnings (z. B. Flipped Classroom® mit Video-Sequenzen) ermöglichen es den Schülern, sich Themen zu Hause in ihrem eigenen Tempo anzueignen; Übungsaufgaben und tiefergehende Elemente für einzelne Schüler werden dann in Anwesenheit der Lehrkraft erledigt. So kann auf individuelle Schwierigkeiten und Stärken der Schüler eingegangen werden.

Paul aus dem Fallbeispiel könnte hiervon profitieren, da er sich in seinen Lieblingsfächern die Themen zügig aneignen, sich nicht von den anderen Schülern „ausgebremst“ fühlen und seine Stärken zeigen könnte. Andersherum kann er in Fächern, die ihm schwerer fallen, selbst mehrere Wiederholungen durchführen.

Insgesamt sollten Lehrmethoden gewählt werden, bei denen die Ressourcen des Schülers genutzt werden können. So ist es für betroffene Kinder und Jugendliche beispielsweise – zumindest jeweils zu Beginn – schwieriger, aktiv an einem Rollenspiel teilzunehmen als eine Beobachterrolle einzunehmen (Achtung: Feedbackregeln konkret besprechen, da die möglicherweise sehr ehrlichen Rückmeldungen ggfs. bei dem Rest der Klasse als „rücksichtslos“ ankommen könnten). Wenn deutlich wird, dass der betreffende Schüler bei einzelnen Abschnitten im Unterricht Schwierigkeiten hat, sollte dies transparent angesprochen, Alternativen oder entsprechend mögliche Teilaufgaben gesucht und der Schüler somit entlastet werden. Herausfordernde Verhaltensweisen können dadurch vermieden oder reduziert werden und die Schüler bleiben so nicht hinter ihren Möglichkeiten zurück.

*Organisatorische Hinweise zum Arbeitsmaterial:*

- Tafelgestaltung:
  - möglichst übersichtlich und strukturiert (Beachtung des detailfokussierten Verarbeitungsstils zu Lasten der globalen Gestaltwahrnehmung, s. o.)
- Arbeitsblätter:
  - Möglichst visuell übersichtlich gestaltete Arbeitsblätter einsetzen. Überflüssige visuelle Informationen vermeiden (Sprechblasen, Verzierungen etc.)
  - Bei Neigung zu zwanghaftem Verhalten Nummerierung von Arbeitsblättern vermeiden, um ein Haften an der Zahlenreihenfolge etc. zu vermeiden
  - Bei Schwierigkeiten in der Handlungsplanung ggf. Arbeitsblätter nacheinander austeilen

- Hausaufgaben:
  - Hausaufgaben aufschreiben lassen (auch in höheren Klassenstufen und bei durchschnittlichen intellektuellen Fähigkeiten). Dies unterstützt die Hausaufgabensituation zuhause.
  - Implizite Erwartungen vermeiden, Aufgabenstellung stattdessen möglichst konkret vermitteln, ggf. Ablaufplan für Aufgabenbearbeitung visualisieren (z. B. Teilhabeassistent aus Papier, s. o.).

## 6.2 Herausforderndes Verhalten

Ein Thema, zu dem Lehrkräfte sich sehr häufig Beratung wünschen, sind die so genannten „herausfordernden Verhaltensweisen“, die Menschen mit ASS bisweilen auch in schulischen Situationen zeigen. Dieser Begriff bezieht sich typischerweise auf Verhaltensweisen, die das Umfeld vor Herausforderungen stellen. Oft handelt es sich um eine Art Grenzüberschreitung, die sich negativ auf andere auswirkt (z. B. aggressives, rückzügiges oder stark zwanghaftes Verhalten), sich aber auch gegen sich selbst richten kann (Selbstverletzung bzw. Autoaggression). Dieses Verhalten ist jedoch nicht nur für Andere herausfordernd, es hemmt auch das Kind oder den Jugendlichen selbst im Lernen und in seiner Entwicklung und erschwert die soziale Integration in die Klassengemeinschaft. Zudem können – je nach Art und Intensität – Verletzungen daraus resultieren.

Herausfordernde Verhaltensweisen haben das Potential, den Unterricht zu stören oder (zumindest kurzzeitig) zum Erliegen zu bringen. Bei intensivem und wiederholt auftretendem herausforderndem Verhalten kann dies die Lehrkraft und die Mitschüler an ihre Grenzen bringen und eine erfolgreiche Beschulung erschweren oder sogar zeitweise verhindern. Auch wenn das vorübergehende Suspendieren eines Schülers (in Form einer Ordnungsmaßnahme) aufgrund seiner psychischen Erkrankung bis auf wenige Ausnahmen rechtswidrig ist (s. u.), sind gelegentlich Fälle bekannt geworden, bei denen dies das letzte Mittel war, um die schulische Situation zu deeskalieren. Dieser Extremzustand ist glücklicherweise eher selten. Dennoch sind diese Fälle Beispiele für negative Verläufe in der Beschulung von Kindern aus dem Autismus-Spektrum. Es ist uns ein elementares Anliegen – sowohl im Sinne der Kinder und Jugendlichen mit einer ASS, als auch ihrer Lehrkräfte und Mitschüler – solche Verläufe im Vorhinein zu verhindern und eine derartige Zuspitzung der Situation gar nicht erst aufkommen zu lassen. Im Folgenden finden sich einige Empfehlungen, die sich als hilfreich erwiesen haben. Dabei kommen auch die zu Beginn des Kapitels vorgestellten Techniken (Visuelle Strukturierungshilfen, Prompting, Verstärkung) zum Einsatz.

*Beispiele für herausforderndes Verhalten:*

- Verbale oder körperliche Aggression gegen andere oder sich selbst (Autoaggression), z. B. aufgrund von Anspannung, Wut, Irritation, Angst oder Frustration
- Stark vermeidendes Verhalten, das auf eine emotionale Notlage oder (wahrnehmungsbezogene) Überforderung hindeutet (z. B. Ohren zuhalten, Weglaufen u. ä.)
- Oppositionelles Verhalten, welches über das übliche kindliche Testen von Grenzen hinausgeht und meist auf ein übermäßiges Kontrollbedürfnis zurückgeht, bzw. einen Kontrollverlust ausgleichen soll
- Grenzüberschreitendes Verhalten aufgrund von mangelndem Regelverständnis oder der reduzierten Interpretationsfähigkeit von (sozialen, verbalen) Hinweisen
- Zwanghaftes oder anderweitig stark haftendes oder repetitives Verhalten, das besonders in Schwellensituationen und bei Angst gezeigt wird und das Kind in seiner Flexibilität einschränkt

Alle diese Verhaltensweisen kommen im Ansatz auch bei Kindern ohne ASS vor. Es muss folglich unterschieden werden, ob das Verhalten in Qualität und Ausmaß darüber hinausgeht. Ist dies der Fall, sind die ansonsten in solchen Situationen hilfreichen Vorgehensweisen in der Regel nicht (sofort oder ausreichend) wirksam. Es werden autismusspezifische Methoden benötigt.

### 6.2.1 Grundhaltung bei herausforderndem Verhalten

Geduld und Einfühlungsvermögen gegenüber diesen Verhaltensweisen aufzubringen ist manchmal nicht leicht. Das Verhalten erschwert die Umsetzung des Unterrichts, führt vielleicht zu Konflikten in den Pausen und ist auch für den Betroffenen selbst sehr unangenehm und kein geeigneter Zustand, um Wissen und Kompetenzen zu erwerben und sich weiter zu entwickeln. Viele der Kinder und Jugendlichen mit ASS berichten, dass sie solche Verhaltensweisen selbst nicht zeigen wollen, jedoch z. B. aufgrund einer starken Überforderung, Angst, Stresssituation oder Reizüberflutung keine Alternative mehr sehen. In diesem Zusammenhang wird oft diskutiert, wie sich eine Lehrkraft hierbei eine Grundhaltung, die von Einfühlungsvermögen und Kompetenzorientierung geprägt ist, erhalten kann. Und natürlich, wie sich die Verhaltensweisen des Kindes positiv verändern lassen. Sowohl für eine konstruktive Grundhaltung als auch für eine erfolgreiche Umsetzung der Maßnahmen, müssen die Ursachen für diese herausfordernden Verhaltensweisen betrachtet werden. Hier sind auch die in Kapitel 4 vorgestellten neuropsychologischen Besonderheiten bei ASS relevant.

Dazu ein kleines Gedankenexperiment, mit dem Sie sich ein wenig in die Innenwelt von Betroffenen aus dem Autismus-Spektrum hineinversetzen können:

„Stellen Sie sich vor, Sie wären Clara.

Sie haben wenig zeitliche und räumliche Orientierung und das Verhalten anderer Menschen ist für Sie schwer bis gar nicht vorhersagbar. Wann etwas geschieht oder nicht geschieht, merken Sie immer erst dann, wenn es bereits eintritt oder danach. Sie wissen nicht genau, wo sich etwas im Raum befindet und wie man an bestimmte Orte gelangt. Sie haben dabei keine implizite Theorie, wie sich ihre Mitmenschen wahrscheinlich fühlen, was diese wissen oder nicht wissen und was sie als nächstes wahrscheinlich tun werden. Sie können auch nicht auf die Mimik, Gestik oder Sprachmelodie der Anderen zurückgreifen, weil diese Informationen einfach nicht zu Ihnen durchdringen. Zugleich fällt es Ihnen schwer, diese Tatsachen zu reflektieren, also Ihre eigenen Zustände zu bemerken und mitzuteilen. Problemen und Hindernissen, die auftauchen, stehen Sie eher verwundert oder ratlos gegenüber und wissen nicht recht, wie sie gelöst werden können. Sie verlassen die Situation oder fangen an, sich oder andere zu hauen. Sie fühlen sich eigentlich immer irgendwie verloren in einer Welt voller unsortierter Reize und nicht planbarer Ereignisse. In der Folge sind Sie sehr häufig angespannt und rennen sehr viel hin und her, um die Anspannung abzubauen. Andere sehen oder verstehen Ihre emotionalen Zustände wenig und überschreiten so (auch unbeabsichtigt) Ihre persönlichen Grenzen. Diese müssen Sie somit irgendwie anders verdeutlichen. Notfalls auch körperlich, damit die anderen es unterlassen. Manchmal wird Ihnen einfach alles zu viel. Vertraute Dinge mit starkem Wiedererkennungseffekt und stark gleichförmige Handlungen fühlen sich in all dem Chaos sehr gut an und helfen Ihnen, sich zu beruhigen und zu orientieren."

Sicher mag dies ein Beispiel sein, bei dem viele Symptome gleichzeitig vorliegen und auch ein insgesamt eher hoher Schweregrad einer ASS besteht. Dennoch bekommt man in der Praxis nicht selten solche Zustände von älteren Betroffenen oder von Eltern beschrieben und das durchaus auch bei durchschnittlichem oder höherem kognitivem Niveau. Vergegenwärtigt man sich diese Schilderungen, wird zumindest nachvollziehbar, warum einige Kinder und Jugendliche mit ASS herausfordernde Verhaltensweisen zeigen. Derartige Beispiele für die Lage eines „autistischen" Kindes in einer „nicht-autistischen" Welt, können uns helfen, herausforderndes Verhalten zu verstehen und die passenden Maßnahmen zu ergreifen, um es positiv zu verändern.

Das Beispiel verdeutlicht darüber hinaus auch die Tatsache, dass diese Verhaltensweisen nicht aus Zufall oder irgendeiner Böswilligkeit heraus entstehen. Sie sind der Ausdruck von Anspannung, Stress, Ratlosigkeit, Über- bzw. Unterforderung oder Frust, nicht selten auch einer Kombination davon. Die zugrundeliegende Autismussymptomatik kann und muss im schulischen Alltag nicht wesentlich verändert werden. Sollten also starke oder zahlreiche herausfordernde Verhaltensweisen bei einem Schüler auftreten, ist es hilfreich, den Eltern eine autismusspezifische Verhaltenstherapie zu empfehlen, sofern dies noch nicht erfolgt. Die Wartezeiten für autismusspezifische Verhaltenstherapie sind jedoch bundesweit lang. Darüber hinaus stehen nicht an jedem Ort – vor allem in ländlichen Gebieten – Therapieplätze zur Verfügung. Findet eine autismusspezifische Behandlung statt, bedarf es zudem einer gewissen Zeit, bis ein angemessenes Alternativverhalten wirklich in das Verhaltensrepertoire des Kindes übergegangen ist und auch in der Schule gezeigt wird. Aus diesen Gründen wurden Methoden entwickelt, um diese (noch) fehlenden Kompetenzen auszugleichen, mit situativen Auslösern umzugehen und bestehende Stressoren zu reduzieren. Diese Methoden haben zwei Ziele: Sie sollen der Lehrkraft zum Einen in der konkreten Situation einen kompetenten Umgang mit dem auftretenden herausfordernden Verhalten ermöglichen und zum Anderen dabei helfen, (präventiv) solche Verhaltensweisen gar nicht erst aufkommen zu lassen.

### 6.2.2 Herausforderndes Verhalten verstehen und einordnen

Personen aus dem Helfernetz wünschen sich für den Umgang mit herausforderndem Verhalten oftmals klare und einfache Lösungen in der Art: „Der Schüler schlägt einen Mitschüler → Auszeit“. Das ist ein verständliches Anliegen, muss man als Lehrkraft doch in der Situation oft zügig reagieren und hat nicht die Zeit oder Möglichkeit, länger nachzudenken, was jetzt zu tun sei.

Die Erfahrung zeigt jedoch, dass herausforderndes Verhalten sich bei Kindern und Jugendlichen mit ASS nur dann wirklich gut und längerfristig verändern lässt, wenn man die Hintergründe und Wirkmechanismen kennt und die Maßnahmen auch dort ansetzen. Daher ist es immer hilfreich, sich mit dem Verhalten des Schülers in einem ruhigen Moment zu beschäftigen, es zu analysieren und Lösungen für die Zukunft festzulegen, die dann in der jeweiligen Situation rasch umgesetzt werden können. Zudem ermöglicht dieses Vorgehen den Einsatz präventiver Maßnahmen.

Zeigt also ein Schüler herausfordernde Verhaltensweisen, müssen immer zunächst Informationen gesammelt und das Verhalten analysiert werden, bevor passende Maßnahmen gewählt und umgesetzt werden können.

Hierfür möchten wir ein bewährtes Schema vorstellen:

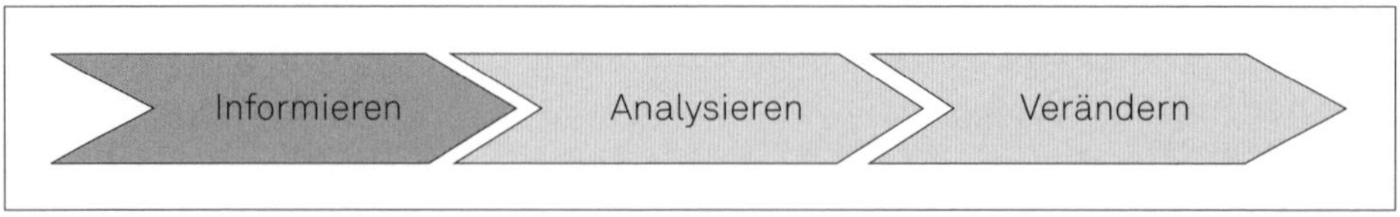


**Abbildung 19:** Prozess herausforderndes Verhalten: Informieren

Die Reihenfolge der Schritte (Abbildung 21) ist dabei entscheidend. Oftmals versuchen wir, direkt an der Veränderung des Verhaltens anzusetzen (beginnen also mit dem letzten Schritt), was zwar verständlich, jedoch ohne genaue Informationen über das Verhalten und das Verstehen der Wirkzusammenhänge kaum möglich ist.

Für einen kompetenten Umgang mit herausfordernden Verhaltensweisen muss also das Verhalten zunächst genau erfasst und eingeordnet werden. Zur genauen Beschreibung des herausfordernden Verhaltens kann die Checkliste (Abbildung 20, siehe auch Vorlage im Anhang) verwendet werden. Informationen zum Ausfüllen der Checkliste können aus Verhaltensbeobachtungen, Gesprächen mit dem Schüler selbst und den Eltern sowie Kollegen, Teilhabekräften und anderen Personen aus dem Helfernetzwerk gewonnen werden.

Orientierende Fragen:

- Welches herausfordernde Verhalten zeigt das Kind oder der Jugendliche konkret?
- Welche neuropsychologischen Besonderheiten sind bei diesem Schüler vermutlich vorhanden?

Ergänzend kann die Checkliste „Neuropsychologische Besonderheiten“ (ggfs. mit Hilfe der Eltern) weitere wertvolle Informationen liefern (siehe Abbildung 21 und Vorlage im Anhang).

**Checkliste Herausforderndes Verhalten in der Schule**

Name des Schülers: Clara Datum: 03.09.2020

☒ Autoaggressive/fremdaggressive Verhaltensweisen
(sich oder andere schlagen, kneifen)

Clara schlägt sich manchmal an den Kopf, wenn sie frustriert ist. Andere Kinder kneift sie beim Fangen spielen.

☒ Zwanghaftes Verhalten
(z. B. Rituale, die eingehalten werden müssen)

Clara hat sehr viele Rituale: Wenn sie z. B. in der Schule ankommt, müssen in einer bestimmten Art ihre Schuhe und Jacke an den richtigen Platz gestellt werden. Anschließend betätigt sie mehrmals den Lichtschalter. Tagsüber viele weitere eigene „Regeln", die Anderen manchmal nicht bewusst sind.

☒ Impulsive und hyperaktive Verhaltensweisen
(z. B. häufiges Reinrufen, nicht auf dem Platz sitzen bleiben)

Besonders das häufige Herumlaufen fällt bei Clara auf.

☒ Oppositionelles Verhalten
(z. B. kommt Aufforderungen nicht nach)

Clara ist schnell reizüberflutet und schafft dann ihre Aufgaben trotz mehrfacher Aufforderungen nicht.

☒ Sonstige auffällige Verhaltensweisen
(z. B. bei Ängsten, Anspannung)

Bei Anspannung und wenn sich Clara freut, wedelt sie mit den Händen und hüpft auf und ab.

**Abbildung 20:** Checkliste: Herausforderndes Verhalten bei Clara

## Checkliste Neuropsychologische Besonderheiten

Name: Paul Datum: 08.11.2020

| | Oft | Manchmal | Nie |
|---|---|---|---|
| **Reduzierte kognitive Flexibilität** | | | |
| ... hält stärker an Routinen fest als die meisten Schüler | ✓ | | |
| ... möchte Dinge immer wieder auf die gleiche Art und Weise tun | ✓ | | |
| ... kann bei Hindernissen nicht von einem gewohnten Vorgehen flexibel abweichen | | ✓ | |
| ... bereits kleine Veränderungen lösen Anspannung oder Angst aus | | ✓ | |
| ... neue Menschen führen zu Irritation oder Anspannung | | | ✓ |
| ... ist, wenn ein Problem auftritt, überfordert | ✓ | | |
| ... braucht lange um sich an neue Orte zu gewöhnen | | ✓ | |
| ... kann alternative für gewohnte Abläufe nicht durchführen/akzeptieren | | ✓ | |
| **Auffälligkeiten in der Handlungsplanung und Arbeitsorganisation** | | | |
| ... hat Schwierigkeiten eine Aufgabe in Teilschritte zu zerlegen und abzuarbeiten | | ✓ | |
| ... Aufgaben mit mehreren Handlungsschritten führen schnell zu Überforderung | | | ✓ |
| ... benötigt genaue Instruktionen, um eine Aufgabe erledigen zu können | ✓ | | |
| ... hat Schwierigkeiten seine Materialien (Stifte, Bücher, Hefte etc.) zu organisieren | | ✓ | |
| ... haftet bei Aufgaben an unnötigen Details | | ✓ | |
| **Aufmerksamkeitsbezogene Schwierigkeiten** | | | |
| ... kann nicht gut zwischen Tätigkeiten wechseln | | ✓ | |
| ... lässt sich leicht ablenken | ✓ | | |
| ... haftet an unwichtigen (oft sinnesbezogenen) Reizen | | ✓ | |
| ... reagiert oft nicht auf verbale Aufforderungen | | | ✓ |
| ... kann nicht gut auf mehrere Dinge gleichzeitig achten | | ✓ | |
| ... kann sich nicht lange konzentrieren | | | ✓ |
| ... die Aufmerksamkeit lässt im Verlauf des Schultags deutlich nach | | ✓ | |
| ... benötigt mehr Pausen als die meisten Schüler | | ✓ | |

**Abbildung 21:** Checkliste Neuropsychologische Besonderheiten am Beispiel von Paul

| | Oft | Manchmal | Nie |
|---|---|---|---|
| **Soziale Schwierigkeiten** | | | |
| ... schaut sich Sachen nicht von anderen ab | ✓ | | |
| ... ist viel für sich allein | ✓ | | |
| ... kann Handlungen nicht gut imitieren | | ✓ | |
| ... kann sich nicht gut in andere hineinversetzen | ✓ | | |
| ... hat häufig Konflikte mit anderen | ✓ | | |
| ... wird von den anderen Kindern/Jugendlichen gehänselt | ✓ | | |
| ... versteht soziale Regeln nicht | ✓ | | |
| ... hat keine Freunde | ✓ | | |
| **Emotionale Auffälligkeiten** | | | |
| ... versteht die Gefühle von anderen nicht | ✓ | | |
| ... kann seine Gefühle nicht zeigen | ✓ | | |
| ... wird sehr schnell wütend | ✓ | | |
| ... schlägt/verletzt sich selbst unter Anspannung | | ✓ | |
| ... schlägt/verletzt andere unter Anspannung | | | ✓ |
| ... wirkt sehr gestresst/angespannt | ✓ | | |
| ... ist ängstlich | | ✓ | |
| ... ist traurig | | ✓ | |
| **Sensorische/Wahrnehmungsbezogene Schwierigkeiten** | | | |
| ... reagiert ungewöhnlich stark auf Sinnesreize | ✓ | | |
| ... nimmt Sinnesreize zu wenig wahr | | | ✓ |
| ... sucht intensiv bestimmte Sinneserfahrungen auf (anschauen, befühlen etc.) | | | ✓ |
| ... haftet an Details von Dingen/Themen | | ✓ | |
| ... erkennt oft das Gesamtbild/die Gesamtsituation nicht | | ✓ | |

**Abbildung 21:** Fortsetzung

| | Ja | Etwas |
|---|---|---|
| **Ressourcen** | | |
| ... ist sehr genau, erkennt Details gut | ✓ | |
| ... kennt sich in seinen Themen sehr gut aus | ✓ | |
| ... hält Gerechtigkeit für wichtig | ✓ | |
| ... kann visuelle Informationen gut verarbeiten | ✓ | |
| ... entdeckt Dinge, die andere übersehen haben | ✓ | |
| ... kann sich lange und intensiv mit einer Sache beschäftigen | | ✓ |
| ... ist loyal | | ✓ |
| ... lügt und manipuliert andere nicht | ✓ | |
| ... hat Interesse an Mitschülern | ✓ | |
| ... arbeitet an sich und seinen Schwierigkeiten | | ✓ |
| ... hat schon viel geschafft | ✓ | |

**Abbildung 21:** Fortsetzung

Der nächste Schritt nach der Sammlung von Informationen ist die Analyse der Wirkmechanismen, also das Verstehen, wie alles zusammenhängt.

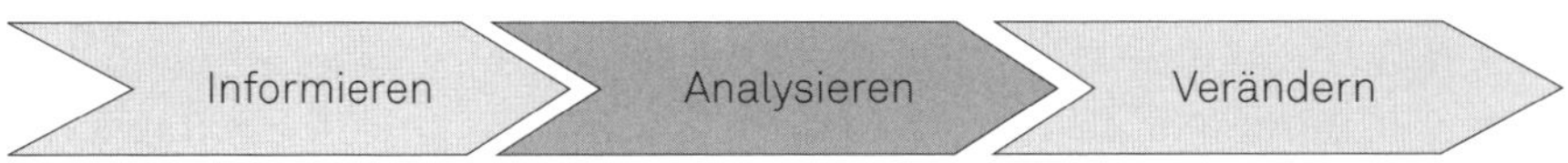


**Abbildung 22:** Prozess herausforderndes Verhalten: Analysieren

Orientierende Fragen können dabei sein:

- Was sind die Auslöser bzw. Stressoren, die zu Anspannung, Frust etc. führen?
- Welches Bedürfnis, oder welche Notlage steckt demnach dahinter und wie kann sie anders gelöst werden?
- Welche Kompetenzen fehlen dem Schüler, um ein anderes und adäquates Verhalten (Alternativverhalten) zu zeigen und welche neuropsychologischen Besonderheiten spielen dabei eine Rolle?
- Was hält das herausfordernde Verhalten bislang aufrecht (Konsequenzen)?

Wenn diese Fragen (zumindest hypothetisch) beantwortet werden können, erleichtert dies die Auswahl passender Maßnahmen ungemein. Informationsquellen zur Beantwortung dieser Fragen sind das betroffene Kind/Jugendlicher selbst (sofern Befragung und Austausch möglich sind), die Eltern, die Therapeuten (falls vorhanden) sowie die eigene Beobachtung und Einschätzung des Kindes oder Jugendlichen. Dass man nicht mit vollständiger Sicherheit wirklich wissen kann, was der Schüler mit einer ASS denkt oder fühlt, sollte nicht davon abhalten, zu versuchen, die obigen Fragen zu beantworten und entsprechende Maßnahmen abzuleiten. Sollten sie sich als noch nicht optimal erweisen, können sie immer noch angepasst werden.

Typische „Gründe" für herausforderndes Verhalten sind oft der Versuch, eine (emotionale) Notlage mitzuteilen und zu verändern:

- Frustration ausdrücken
- Angst reduzieren
- Über- oder Unterforderung beenden
- Reizüberflutung signalisieren
- Anforderungen vermeiden
- Aufmerksamkeit erhalten
- Kontrollverlust beenden
- Starker Verunsicherung/Orientierungslosigkeit entgegenwirken
- Selbstberuhigung/Spannungsabbau erreichen

Die Motive für das Verhalten sind demnach nicht per se dysfunktional, vielmehr ist der Weg, wie sie kommuniziert oder ausgedrückt werden (z. B. schreien oder schlagen), nicht adäquat.

Die Analyse der Wirkmechanismen, in die das herausfordernde Verhalten eingebettet ist, lässt sich am besten mit einem bewährten Analyse-Schema (Tabelle 7) durchführen. So können Auslöser, fehlende Kompetenzen und aufrechterhaltende Faktoren in Bezug auf das herausfordernde Verhalten genauer betrachtet und schließlich auch Ansatzpunkte für Maßnahmen abgeleitet werden. Eine entsprechende Vorlage für eine solche Verhaltensanalyse zum Ausfüllen findet sich im Anhang.

Aus der Analyse der Wirkmechanismen werden schließlich Maßnahmen abgeleitet, die einerseits – präventiv – das Auftreten dieser Verhaltensweisen gar nicht erst entstehen lassen, und andererseits eine adäquate Reaktion in der Situation ermöglichen, wenn die Verhaltensweisen auftreten (sie werden vor allem zu Beginn nicht immer verhindert werden können). Um einen souveränen Umgang mit diesen Verhaltensweisen zu finden, ist somit immer das Verstehen, aus welchem Grund ein Verhalten überhaupt zustande kommt, also welcher Zweck damit von dem Kind oder Jugendlichen erfüllt werden soll, die Voraussetzung.

Die langfristige Symptomreduktion und das Anbahnen von neuen, adäquaten Alternativverhaltensweisen erfolgt i. d. R. über eine längere Zeitspanne und erfordert, wie bereits erwähnt, manchmal auch die Unterstützung eines Psychotherapeuten.

**Tabelle 7:** Verhaltensanalysen für Paul und Clara

<table>
<tr><th>Verhalten von Paul, der Klasse & der Lehrkraft</th><th>Situative Auslöser/Ursachen</th><th>Lösungsansätze für Paul, die Klasse & die Lehrkraft</th></tr>
<tr><td rowspan="3">Paul:<br>• Paul ruft im Matheunterricht wieder rein, da sein Mitschüler Felix die Antwort nicht sofort weiß<br>• ist erleichtert, da nun endlich die Frage richtig beantwortet ist<br><br>Klasse:<br>• ist genervt, da Paul sich nicht zurückhalten kann und sich nicht an die Regeln hält<br>• unruhiges und angespanntes Klima<br>• meidet Paul immer mehr, auch in den Pausen<br><br>Lehrkraft:<br>• findet Pauls Verhalten auch anstrengend<br>• ruft ihn seltener auf<br>oder<br>• ruft ihn häufiger auf, um das Reinrufen zu vermeiden</td><td>• es steht eine falsche Antwort im Raum<br>• Paul wird nicht sofort aufgerufen und muss abwarten</td><td rowspan="3">Paul:<br>• bekommt in Absprache mit den Eltern einen Belohnungsplan zum Einhalten der Regel „Melden statt reinrufen“<br>• bekommt eine Erinnerung auf den Tisch (Visualisierung der Regel)<br><br>Klasse:<br>• Aufklärungsgespräch über Autismus, um mehr Akzeptanz zu erreichen<br><br>Lehrkraft:<br>• Gespräch mit Paul und Eltern: Belohnungsplan<br>• sagt Paul zu, ihn mindestens 2 × pro Mathestunde aufzurufen<br>• sucht weiterführendes Material für Paul, das er selbstständig bearbeiten kann, wenn die Klasse z. B. Wiederholungsaufgaben macht.</td></tr>
<tr><td>Besonderheiten von Paul</td></tr>
<tr><td>• Mathebegabung<br>• im Umgang mit Mitschülern unbeholfen<br>• Perspektivenübernahme reduziert<br>• Impulsivität und reduzierte Verhaltenshemmung<br>• benötigt klare Regeln<br>• überdurchschnittlicher IQ</td></tr>
</table>

**Tabelle 7:** Fortsetzung

| Verhalten von Clara, der Klasse & der Lehrkraft | situative Auslöser/Ursachen | Lösungsansätze für Clara, die Klasse & die Lehrkraft |
|---|---|---|
| *Clara:*<br>• Clara steht im Unterricht auf, um ihr Zahlenpuzzle aus dem Regal zu holen<br>• freut sich, ihrer Lieblingsbeschäftigung nachzugehen<br><br>*Klasse:*<br>• ist genervt, da Clara sich nicht zurückhalten kann und sich nicht an die Klassenregeln hält<br>• unruhiges und angespanntes Klima<br>• „Clara darf immer das machen, was sie will!"<br><br>*Lehrkraft:*<br>• findet Claras Verhalten auch anstrengend<br>• stellt immer weniger schulische Anforderungen | • Clara soll eine Schreib-Aufgabe erledigen<br>• sie schafft es nicht, um Hilfe zu bitten und fühlt sich überfordert<br>• sie vermeidet die Lese-Aufgabe<br><br>**Besonderheiten von Clara**<br>• ausgeprägtes Interesse für Zahlen<br>• wenig Aufmerksamkeit für ihre Mitschüler<br>• Perspektivenübernahme reduziert<br>• Impulsivität und reduzierte Verhaltenshemmung<br>• benötigt klare Regeln<br>• unterdurchschnittlicher IQ<br>• benötigt viel Unterstützung, auch beim Einfordern von Hilfe | *Clara:*<br>• bekommt in Absprache mit den Eltern einen Belohnungsplan zum Einhalten der Regel „Sitzenbleiben"<br>• bekommt eine Erinnerung auf den Tisch (Visualisierung der Regel)<br>• bekommt eine Bildkarte mit einem Symbol für „Ich brauche Hilfe", die sie der Lehrkraft geben kann<br><br>*Klasse:*<br>• Aufklärungsgespräch über Autismus, um mehr Akzeptanz zu erreichen<br><br>*Lehrkraft:*<br>• Gespräch mit Clara und Eltern: Belohnungsplan<br>• sagt zu, Clara aktiv zu fragen, ob sie Hilfe benötigt<br>• versucht, Lese-Aufgaben mit Claras Interesse für Zahlen zu kombinieren |

### 6.2.3 Herausforderndes Verhalten verändern: Lösungsansätze

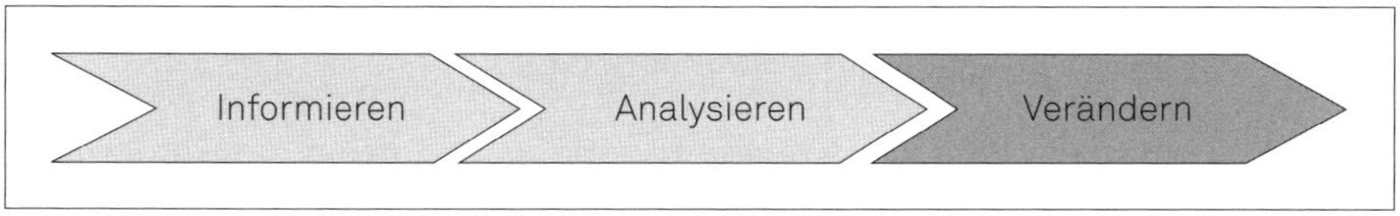


**Abbildung 23:** Prozess herausforderndes Verhalten: Verändern

Hat man nun die situativen Auslöser, die fehlenden Kompetenzen aber auch die Ressourcen des Schülers sowie die Konsequenzen des herausfordernden Verhaltens ermittelt, können auf dieser Basis Präventionsmaßnahmen und ein souveräner Umgang mit dem Problemverhalten überlegt werden. Diese können in der letzten Spalte des Analyseschemas notiert werden (siehe Tabelle 7 rechte Spalte „Lösungsansätze"). Hilfreich für den Schüler ist nicht nur eine Orientierung, welche Verhaltensweisen unterlassen werden sollten, sondern ein konkreter Hinweis auf adäquates Alternativverhalten. Der Schüler sollte vermittelt bekommen, was er tun kann, wenn ein (situativer oder innerer) Auslöser auftritt. Auch das kann visualisiert werden. Benötigte Hilfen sollten überlegt und ggf. entsprechende Materialien erstellt werden (z.B. Visualisierungshilfen, s.o.). Es sollte auch immer in Betracht gezogen werden, ob personelle Unterstützung in Form einer Teilhabeassistenz benötigt wird und beantragt werden sollte (s.u.). Wichtig ist dabei, die Lösungen auch konkret festzulegen, z.B. in Form eines Regelplans festzuhalten – also nicht nur das „was", sondern auch das „wie" zu überlegen.

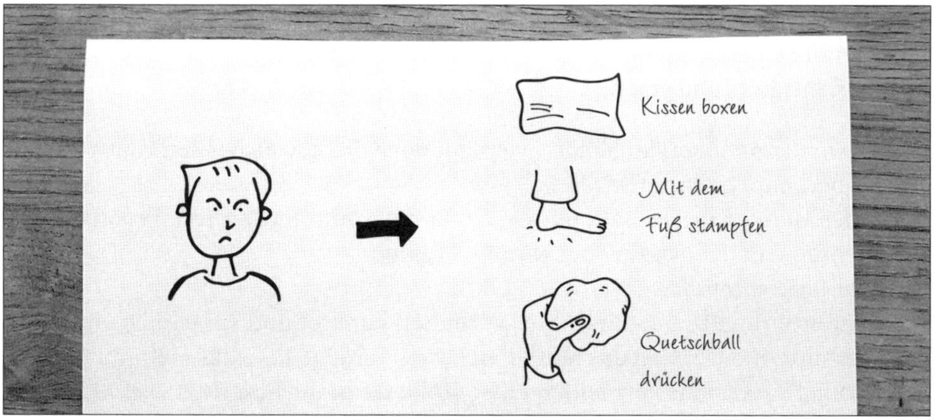


**Abbildung 24:** Konkrete Hinweise auf adäquate Verhaltensweisen bei Wut

Ansatzpunkte für die Veränderung von herausfordernden Verhaltensweisen finden sich in allen Bereichen der Verhaltensanalyse (Tabelle 7). So kann z. B. der angemessene alternative Ausdruck eines Bedürfnisses bzw. einer emotionalen Notlage geübt werden, oder das Ausräumen von Auslösern wie z. B. Reizüberflutung erforderlich sein. Auch bei aufrechterhaltenden Konsequenzen kann angesetzt werden (siehe auch „unbeabsichtigte Verstärkung").

Bevor eine passende Vorgehensweise zur Veränderung des herausfordernden Verhaltens gewählt werden kann, ist also immer eine derartige Betrachtung der Gesamtsituation (Informieren und Analysieren) sinnvoll. Die Wahl der konkreten Maßnahmen hängt dann vom jeweiligen Ergebnis ab. Schlussendlich werden alle Informationen integriert, die Maßnahmen gewählt und umgesetzt. Die Techniken für die Umsetzung dieser Maßnahmen wurden bereits zu Beginn des Kapitel 6 vorgestellt (Visualisierung, Prompting, Verstärkung). Wenn möglich, sollte der Schüler miteinbezogen und Lösungsansätze gemeinsam überlegt werden.

Im Folgenden wird eine Reihe von Beispielen für die Veränderung von herausforderndem Verhalten gegeben.

- *Ergebnis der Analyse:* alltagspraktische Anforderungen können noch nicht alleine bewältigt werden, was zu herausforderndem Verhalten führt (Abläufe klappen nicht; zeitliche, räumliche Orientierung fehlt).
  *Ziel der Maßnahme:* Noch nicht beherrschte Kompetenzen mit Visualisierungen ausgleichen.
  *Beispielmaßnahmen:*
  - Ablaufpläne mit einzelnen Handlungsschritten per Bilderkarten planen (z. B. das Händewaschen).
  - Time Timer®, Sanduhren, Ampeln einsetzen, um eine Zeitdauer zu visualisieren (z. B. bis zum Ende der Pause/des Unterrichts, einer Aufgabe etc.).
  - Markierungstreifen auf dem Boden, Bilder oder Symbole an Türen, Garderoben, Fächern zur visuellen Kennzeichnung von Plätzen, Wegen und Orten.
  - Bereits kleine Annäherungen an das erwünschte Verhalten verstärken und ggf. Prompts einsetzen.

- *Ergebnis der Analyse:* Der Schüler versteht noch nicht, welches Alternativverhalten überhaupt erwartet wird.
  *Ziel der Maßnahme:* Verhaltensziele konkret vermitteln, damit funktionale Verhaltensalternativen aufgebaut werden können.
  *Beispielmaßnahmen:*
  - Aufforderung zu gewünschtem Verhalten konkret und sprachlich eindeutig vermitteln: z. B. „Erst das Mathebuch wegräumen, dann das Heft rausholen".
  - Ironie/Sarkasmus vermeiden (z. B. „Tolle Ordnung hast du da ...!").
  - Zusätzlich Visualisierung von Zielverhalten mittels Fotos oder Sätzen auf einem Regelverstärkerplan.

  - Bereits kleine Annäherungen an das erwünschte Verhalten verstärken und ggf. Prompts geben.
- *Ergebnis der Analyse:* Der Schüler hat noch nicht gelernt, um Hilfe zu bitten, wenn ihm etwas nicht gelingt oder er überfordert ist.
  *Ziel der Maßnahme:* Einfordern von Unterstützung vermitteln.
  *Beispielmaßnahmen:*
  - Den Schüler dazu auffordern, um Hilfe zu bitten oder Unterstützung einzufordern, um das herausfordernde Verhalten zu unterlassen und angemessenes Verhalten zu zeigen, z.B. „Ich brauche Hilfe“ oder „Bitte helfen“ sagen, damit er sich bei Frustration nicht in die Hand beißt o.Ä.
  - Wenn der Schüler nicht über ausreichende sprachliche Fähigkeiten verfügt, mit ihm das Überreichen einer „Helfen-Karte“ üben (s.o. Prompts). Entsprechende Hilfestellung geben.
  - Bereits kleine Annäherungen an das erwünschte Verhalten verstärken und ggf. Prompts geben.
- *Ergebnis der Analyse:* Individuelle situative Auslöser führen zu Anspannung/Stress/Angst etc. und lösen so herausforderndes Verhalten aus.
  *Ziel der Maßnahme:* Bekannte Auslöser von herausforderndem Verhalten kontrollieren.
  *Beispielmaßnahmen:*
  - Blockieren oder entfernen von Auslösern, wie z.B. Reizüberflutung durch geschickte Platzwahl im Klassenraum, die Verwendung von geräuschreduzierenden Kopfhörern und rechtzeitige Pausen verringern.
  - Im Verlauf schrittweise daran gewöhnen, wenn möglich.
  - Bereits kleine Annäherungen an erwünschtes Alternativverhalten (z.B. rechtzeitig Bescheid sagen) verstärken und ggf. Prompts einsetzen.
- *Ergebnis der Analyse:* Bestimmte Anforderungen sind zu schwer oder zu leicht und führen zu Unter- oder Überforderung, auf die mit herausforderndem Verhalten reagiert wird.
  *Ziel der Maßnahme:* Anforderungen individuell anpassen.
  *Beispielmaßnahmen:*
  - Bei Überforderung die Anforderungen verringern oder mehr Hilfestellung geben.
  - Bei Unterforderung mehr Anforderungen/Anregungen stellen oder eine nicht mehr benötigte Hilfestellung reduzieren.
  - Bereits kleine Annäherungen an kompetentes Verhalten (z.B. das Äußern von „Das ist zu schwer“, „Mir ist langweilig“ etc.) verstärken und ggf. Prompts geben.
- *Ergebnis der Analyse:* Der Schüler gerät wiederholt in Anspannung, die sich aufstaut und dann in herausforderndem Verhalten „entlädt“.
  *Ziel der Maßnahme:* Anspannung präventiv verhindern oder umlenken, wenn ersteres nicht möglich ist.

*Beispielmaßnahmen:*
- Auslöser ausräumen (s. o.), damit es gar nicht erst zu starker Anspannung kommt.
- Wenn es präventiv nicht zu verhindern ist, kann die Spannungsabfuhr (z. B. selbstschädigendes Verhalten wie sich beißen, jemanden schlagen etc.) auf Gegenstände umgelenkt werden, z. B. auf einen Stress-Quetschball, Fidget-Spinner etc. Auf klare Vorgaben, wann und wie dies eingesetzt werden darf, achten. Ggf. die Handhabung prompten.
- Bereits kleine Annäherungen an kompetentes Verhalten bei Anspannung verstärken.

- *Ergebnis der Analyse:* Unerwartete Veränderungen oder unklare Situationen führen zu Stress/Angst/Anspannung und lösen herausforderndes Verhalten aus.
  *Ziel der Maßnahme:* Vorhersehbarkeit schaffen, Sicherheit und Orientierung geben.
  *Beispielmaßnahmen:*
  - Bei „Schwellensituationen" (eine Situation ist fertig, die andere hat noch nicht begonnen) über die „Schwelle" helfen: Durch Ankündigung, was als Nächstes passiert oder zu tun ist. Ggf. mit Ablaufplänen visuell vorplanen (z. B. Bilderkarten von Garderobe, vom Pausenhof, vom Klassenraum nach der Pause oder Listen mit einzelnen „Schwellen" zum Abhaken).
  - Unerwartete Veränderungen wie Personal- oder Raumwechsel generell möglichst rechtzeitig verbal ankündigen und ggf. auch visualisieren.
    Wenn das präventiv nicht möglich ist, kann die Veränderung zumindest *in* der Situation verbalisiert und mit Strukturierungshilfen visualisiert werden („Und jetzt ist Pause").
  - Kompetenten Umgang mit Veränderungen und unklaren Situationen verstärken und ggf. prompten.

- *Ergebnis der Analyse:* Durch das herausfordernde Verhalten geht angemessenes Verhalten unter, das Kind verliert die Orientierung, was richtig ist.
  *Ziel der Maßnahme:* Fokus auf das kompetente Verhalten richten.
  *Beispielmaßnahmen:*
  - Trotz herausforderndem Verhalten kompetentes Verhalten wertschätzen und dies auch deutlich vermitteln, selbst wenn es nur kurz oder selten auftritt.
  - Deutlich und konkret loben und verstärken (s. o.), um Orientierung zu geben, welches Verhalten überhaupt gewünscht ist.
  - Auch wenn ein Verhalten für das Alter selbstverständlich erscheinen mag, als Leistung betrachten. Vieles, was altersadäquat eigentlich erwartet werden könnte, ist für Kinder und Jugendliche mit ASS eine echte Anforderung und Herausforderung.

- *Ergebnis der Analyse:* Das herausfordernde Verhalten erfordert eine engmaschigere Unterstützung, als die Lehrkraft alleine leisten kann.

*Ziel der Maßnahme:* Personelle Unterstützung holen, die präventive Maßnahmen erarbeiten, umsetzen und ggf. in der Situation direkt unterstützen kann.
*Beispielmaßnahmen:*
- Den Eltern die Beantragung einer Teilhabekraft empfehlen (s. u.).
- Ggf. mit ASS erfahrene Beratungslehrkräfte/Fachberater hinzuziehen.
- Bei langandauerndem oder massivem herausfordernden Verhalten Empfehlung einer psychotherapeutischen oder psychiatrischen Vorstellung zur Überprüfung einer verhaltenstherapeutischen und/oder medikamentösen Behandlung.

Aus diesen Beispielen wird auch deutlich, dass immer überlegt werden sollte, was man eigentlich erreichen möchte. „Nicht mehr weinen", „Nicht mehr schlagen", „Nicht weglaufen" etc. mögen die erwünschten Ergebnisse sein, erreicht wird das aber nur, wenn die Maßnahmen auf das zugrundeliegende Problem abzielen (z. B. Stress und Überforderung vermeiden oder reduzieren, alternative positive Verhaltensweisen vermitteln).

### 6.2.4 Was hilft wann?

Idealerweise lassen sich präventive Maßnahmen für das herausfordernde Verhalten finden, die dazu führen, dass es gar nicht mehr zu dem unerwünschten Verhalten kommt. Wenn man weiß, welche Faktoren im Kind oder Jugendlichen (z. B. Frust) oder seiner Umgebung (z. B. Lärm) ein herausforderndes Verhalten verursachen, kann eine Maßnahme an diesem Punkt ansetzen. Realistischerweise wird das nicht immer gelingen, daher sind auch Strategien, wie man in der Situation reagiert, wenn das herausfordernde Verhalten auftritt, wichtig zu kennen. Ebenso sollten die Konsequenzen, die auf ein herausforderndes Verhalten folgen, im Blick behalten werden.

#### *Vor* dem herausfordernden Verhalten – präventive Maßnahmen:

- *Was sind die Gründe/Auslöser des Verhaltens und wie können diese verändert werden?*
  - Entfernen oder Abschwächen von Auslösern
  - Rechtzeitig visuelle oder verbale Strukturierung einsetzen bzw. Ankündigungen machen
  - Schutz vor Reizüberflutung durch rechtzeitige Pausen/Hilfsmittel/Platzwahl

- *Gibt es zeitliche Muster für das herausfordernde Verhalten (Schwellensituationen bzw. Übergänge, Anfang/Ende des Schultages, der Unterrichtseinheit etc.), die man vorher kennt und beeinflussen kann?*
  - Rechtzeitige Pausen
  - Veränderungen ankündigen (verbal/visuell)
  - Ankommensphase ermöglichen

- *Was braucht der Schüler, um sich das nächste Mal angemessener zu verhalten?* Je nach sprachlichen Kompetenzen kann eine Nachbesprechung der Situation hilfreich sein, sofern sie konstruktiv auf Lösungen für die Zukunft gerichtet ist. Vorwürfe schwächen den ohnehin meist nicht sehr starken Selbstwert und vermitteln nicht, was stattdessen erwartet wird. Dennoch können die Auswirkungen des Verhaltens auf andere in der Situation involvierte Personen natürlich erklärt werden, da dies aus den in Kapitel 4 genannten Gründen oftmals den Betroffenen nicht deutlich ist. Dies vermittelt ihm auch, warum das herausfordernde Verhalten verändert werden soll.

### *Während* des herausfordernden Verhaltens:

Je nach Art und Intensität des Verhaltens kann der Betroffene manche Hilfestellungen in der Situation nicht (mehr) nutzen, andere wiederum sind gut wirksam. In der Situation selbst hat sich ein ruhiger, nicht eskalierender Umgang mit dem Schüler bewährt, was auch eine einfache, klare Sprache in ruhigem Tonfall einschließt. Das Bedürfnis von Erwachsenen, mit eigener Mimik und Stimmlage deutlich zu machen, dass das vom Kind gezeigte Verhalten nicht erlaubt/angemessen ist, ist zwar verständlich, aber meist nicht hilfreich, da es einerseits nicht gut als Informationsquelle genutzt werden kann und andererseits das Klima von Eskalation ggf. noch verstärkt. Ein ruhiger, aber deutlicher Hinweis auf einen Regelplan oder eine Aussage, was nun erwartet wird, führt häufiger zum Erfolg und zu einer Deeskalation der Lage.

Der Einsatz von visuellen Strukturierungshilfen kann in der Situation hilfreich sein, wenn der Schüler ausreichend Aufmerksamkeit dafür aufbringen kann. So kann das Deuten auf einen Ablaufplan, Fotos, Regeln oder einen Time Timer® manchmal helfen und ggf. auch eindeutig und kurz verbal begleitet werden (z. B. „Noch 5 Minuten“, „Heute ist Frau Sander da, morgen wieder Frau Berg“. „Erst Jacke holen, dann auf den Pausenhof“, „Erst aufräumen, dann gehen“).

### *Nach* dem herausfordernden Verhalten:

Es sollte immer geprüft werden, welche Konsequenzen auf das herausfordernde Verhalten folgen, damit hier keine unbeabsichtigte Verstärkung wirksam ist. Sind die Konsequenzen für den Schüler positiv oder negativ? Wird ein unangenehmer Zustand durch das Verhalten beendet? Sich nach einem herausfordernden Verhalten wieder runter zu regulieren (alleine oder mit Unterstützung), sollte immer Wert geschätzt und positiv verstärkt werden, mindestens verbal („Prima, wie du dich wieder beruhigt hast“, „Super, dass du die Aufgabe noch abgeschlossen hast“ etc.).

## 6.3 Potenzielle Fallen im Umgang mit Schülern mit ASS

Aufgrund der in Kapitel 4 beschrieben Folgen der Autismus-Spektrum-Störung (ASS), wie z.B. reduzierte Fähigkeit innere Zustände mitzuteilen, aufgrund von verminderter Introspektionsfähigkeit, reduzierter Mimik etc., und der Heterogenität der Kompetenzen sowie Schwierigkeiten innerhalb des Autismus-Spektrums, kann es passieren, dass wir als Therapeuten, Lehrkräfte und sogar als Eltern in gewisse „Denkfallen" geraten, die unseren Umgang mit den betroffenen Kindern und Jugendlichen erschweren können. Im Folgenden finden sich einige Beispiele für die häufigsten Denkfallen:

**„Der ist so klug, der braucht sowas doch gar nicht" oder „Das ist doch viel zu schwer für ihn, das brauchen wir gar nicht zu versuchen".**

Kinder und Jugendliche mit ASS sind bisweilen schwer einzuschätzen. Da sie sehr heterogene Kompetenzprofile aufweisen (manche Dinge sehr gut können, andere gar nicht oder deutlich weniger gut), ist es manchmal nicht leicht abzuschätzen, wie schwierig etwas für sie ist, welche Anforderung angemessen ist. Wir achten bei unserer Einschätzung von Kindern und Jugendlichen oft implizit auf ihre Sprache und bewerten ihre intellektuellen Fähigkeiten entsprechend. Das ist zwar nachvollziehbar, weil dieses Prinzip bei vielen Kindern ohne ASS erfolgreich angewendet werden kann, um ihre Fähigkeiten insgesamt einzuschätzen und ihnen gerecht zu werden. Die heterogenen Kompetenzprofile von Kindern oder Jugendlichen mit einer ASS führen allerdings dazu, dass eine entsprechende Einordnung auf Basis einzelner Kompetenzen weniger gut gelingt. So entstehen einerseits Herausforderungen bei der Benotung (s.u.) und andererseits auch Unsicherheit bei der Frage, welche Hilfestellung jeweils benötigt wird. Auch Kinder mit guten kognitiven Fähigkeiten, die z.B. starkes logisches Denken, gute Merkfähigkeit und altersgemäße Sprachentwicklung zeigen (also einen durchschnittlichen oder sogar überdurchschnittlichen Intelligenzquotienten haben), weisen manchmal deutliche Schwächen in anderen Bereichen auf, z.B. in sozialen, kommunikativen oder emotionalen Bereichen. Schließt man nun von einzelnen, sehr augenscheinlichen Kompetenzen (z.B. sprachliche Eloquenz) auf alle Fähigkeiten des Kindes oder Jugendlichen (z.B. emotionale Kompetenz), kann es passieren, dass er trotz vieler Stärken, in Überforderungssituationen gerät, weil seine Fähigkeiten insgesamt überschätzt werden. Dies kann in der Folge zu dauerhaftem Überforderungserleben und so auch zu verringertem Selbstbewusstsein, Frustration, sozialem Rückzug und schließlich auch herausfordernden Verhaltensweisen führen. Der Entwicklungsstand kann jedoch auch umgekehrt diskrepant sein. Ein Kind mit wenig sprachlichen Kompetenzen kann z.B. unterschätzt werden, da man ihm intuitiv weniger zutraut. Bei genauerer Betrachtung zeigt es jedoch vielleicht Stärken im visuell-logischen Bereich, der Merkfähigkeit oder anderen Kompetenzen. In diesem Falle geht es also ebenfalls darum, angemessene Anforderungen zu stellen, diesmal jedoch um eine Unterschätzung zu vermeiden. In beiden Fällen sollen (im Rahmen der Grunderkrankung der ASS) die Voraussetzungen für eine bestmögliche Potentialentfaltung geschaffen werden. Daher sollte neben der intellektuellen Ebene auch immer die sozial/emotionale/kommunikative Ebene berücksichtigt werden.

### „Kennste einen, kennste alle!“

Richtig wäre: „Kennste einen, kennste einen!“ – ein Spruch, dem man mittlerweile landläufig im Zusammenhang mit ASS begegnen kann. Wie in Kapitel 2 bereits erläutert, lassen sich die Symptome von Menschen mit einer ASS in drei Bereiche einordnen: Schwierigkeiten in der sozialen Interaktion, der Kommunikation und Sprache sowie repetitive Verhaltensweisen und Interessen. Das Erscheinungsbild dieser Symptome und die jeweiligen neuropsychologischen Besonderheiten, wie auch die Ressourcen und Stärken der Betroffenen können sich jedoch im Autismus-Spektrum unterscheiden. Dies erfordert, dass man jeden Schüler mit einer ASS wieder mit neuen Augen betrachten muss, kann doch das Verhalten diesmal andere Gründe haben, oder die Wirksamkeit einer Maßnahme bei diesem einen Kind möglicherweise schlichtweg nicht gegeben sein. Die in diesem Kapitel geschilderten Maßnahmen sollen eine erfolgreiche Beschulung des Kindes oder Jugendlichen ermöglichen. Welche davon die richtige ist, sollte jedoch mit dem zuvor genannten dreischrittigen Vorgehen (Informieren, Analysieren und Verändern), für jedes Kind neu geprüft und umgesetzt werden.

### „Der macht das doch mit Absicht!“

Gerade der reduzierte oder manchmal auch unpassende mimische Ausdruck, die scheinbar geringere Involviertheit bei sozialen Belangen oder auch die bisweilen forsch vorgebrachte Ehrlichkeit können den Eindruck erwecken, das Kind oder der Jugendliche verhalte sich „absichtlich autistisch“. Insbesondere bei guten oder sehr guten abstrakten, kognitiven Fähigkeiten wird angenommen, der Betroffene müsse die Konsequenzen seines Handelns vollständig überschauen. Wichtig bei all diesen Überlegungen ist es jedoch, sich zu vergegenwärtigen, dass Kinder und Jugendliche mit ASS nicht absichtlich anderes oder störendes Verhalten zeigen – jedenfalls nicht mehr als andere Kinder auch. Vielmehr gelingt es ihnen oftmals aufgrund ihrer Symptomatik bzw. ihrer veränderten Wahrnehmung und Verarbeitung von Reizen nicht, sich automatisch, also ohne Übung und Anleitung, adäquat zu verhalten (Freitag et al., 2017). Dies bedeutet nicht, dass jedes Verhalten akzeptiert werden muss, vielmehr sollte der Aspekt des Lernens von angemessenem Verhalten im Vordergrund stehen und die Betroffenen mit der erforderlichen Hilfestellung oder hilfreichen Strategien unterstützt werden, sprechen wir doch im

Zusammenhang mit ASS nicht ohne Grund von einer „Tiefgreifenden Entwicklungsstörung“.

## „Der Schüler ist nicht mehr tragbar!“

Andauernde herausfordernde Verhaltensweisen, wie z. B. Schreien oder (auto)aggressive Verhaltensweisen, können dazu führen, dass der Unterricht für die gesamte Klasse nicht wie erforderlich durchgeführt werden kann. Aus der Praxis kennen wir Fälle, in denen das Kind mit ASS aus dem Unterricht ausgeschlossen wurde, z. B., weil die Teilhabeassistenz für einige Zeit verhindert war. Dieses Vorgehen ist laut dem Ratgeber „Rechte von Menschen mit Autismus“ nicht richtig: „Ein Ausschluss vom Unterricht in Form einer Ordnungsmaßnahme ist rechtswidrig, da das autistische Verhalten nicht schuldhaft und vorwerfbar ist“ (autismus Deutschland, 2017, Seite 19). Gesundheitliche Gründe (besonders eine Selbst- oder Fremdgefährdung in erheblichem Ausmaß) können jedoch dazu führen, dass der Schulbesuch (vorübergehend) nicht stattfinden kann. In diesen Fällen liegt meist eine ärztliche Bescheinigung vor, sodass hier die gesetzliche Grundlage für den nicht erfolgten Schulbesuch gegeben ist (ebd.). Diese Zustände sollten möglichst präventiv vermieden werden und wenn überhaupt nur möglichst kurz bestehen. Wichtig ist ein enger Austausch mit den Eltern und möglichst auch Fachberatern/Beratungslehrkräften und ggfs. dem Therapeuten über die weitere Vorgehensweise (z. B. vorübergehende Ersatzbeschulung, Einleiten von bestimmten Hilfsmaßnahmen, Umschulung, internetbasierte Beschulung), da die allgemeine Schulpflicht auch für Kinder und Jugendliche mit ASS gilt.

## „Einmal hilfreich, immer hilfreich.“

Diese Denkfalle wurde zuvor schon erwähnt, um Abhängigkeit von Hilfestellungen zu vermeiden, sollte aber an diese Stelle noch genauer beleuchtet werden. ASS sind persistierende Erkrankungen, sie bestehen folglich über die Lebensspanne hinweg. Dennoch ist Entwicklung möglich und die Chance darauf für jeden Einzelnen ausgesprochen wichtig. Das Ziel ist letztlich die größtmögliche Selbstbestimmtheit – soweit dies im Rahmen der Ausprägung der Autismus-Spektrum-Störung möglich ist. Um dies nicht aus den Augen zu verlieren, sollten etablierte Hilfsmaßnahmen immer wieder auf ihre Notwendigkeit hin überprüft werden. Dennoch bedeutet eine gut funktionierende Hilfe nicht automatisch, dass sie überflüssig ist. Möglichweise kommt man nach einem Auslassversuch auch zu dem Schluss, dass sie weiterhin nötig ist, da eine Anforderung nur *aufgrund* des Vorhandenseins der Hilfe bewältigt werden kann. Entscheidend ist also, es immer wieder zu versuchen. Eine gute Möglichkeit ist hier auch die schrittweise Reduktion einer Hilfestellung, um dem Schüler eine zunehmende Eigenständigkeit zu ermöglichen, ohne dass eine Hilfe plötzlich gänzlich wegfällt. Eine visualisierte Tagesplanung könnte so im Verlauf z. B. grobschrittiger werden, da zunehmend mehr Orientierung bei Abläufen erworben wurde, es könnte auch von einem gemalten Plan auf einen geschriebenen übergegangen werden, ein Regelplan reduziert werden, weil einzelne Regeln bereits erlernt wurden. Ebenso kann die Stundenzahl einer Teilhabekraft langsam reduziert werden oder die Frequenz von zusätzlichen Pausen im Verlauf abgebaut werden. Die Maßgabe, um Abhängigkeit zu vermeiden ist folglich auch hier die Förderung der Selbstständigkeit und das Prinzip „So viel wie nötig, so wenig wie möglich".

## „Viel hilft viel."

Das Prinzip „Viel hilft viel" kann in Krisenzeiten evtl. vorübergehend erforderlich sein und die Etablierung zahlreicher Hilfsmaßnahmen für eine bestimmte Zeit erforderlich machen. Dies erfordert aber auch eine Koordination von Hilfsmaßnahmen, ein Monitoring ihrer korrekten Anwendung und ihrer Notwendigkeit im Allgemeinen. Ansonsten gilt auch hier das obige Grundprinzip: „So viel wie nötig, so wenig wie möglich". Jeder Schüler soll die Unterstützungsmaßnahmen bekommen, die er aufgrund seiner Beeinträchtigung benötigt, um am Bildungsangebot teilhaben zu können – gleichermaßen aber auch die Möglichkeit bekommen, sich ohne Hilfe und aus eigener Kraft heraus weiterzuentwickeln. Daher sollte nicht immer mit der Maximalhilfe begonnen werden. Vielmehr sollte der Bedarf individuell geprüft und dann entsprechend umgesetzt werden.

## „Einmal gekonnt, immer gekonnt."

Menschen mit einer ASS fällt es häufig schwer, etwas Gelerntes auf andere (ähnliche) Kontexte zu übertragen (siehe auch Kapitel 4. lokale vs. globale Informationsverarbeitung). So kann es vorkommen, dass ein Kind oder Jugendlicher in einer bestimmten Situation oder bei einer bestimmten Person ein gewünschtes Verhalten zeigen kann, in einer anderen Situation, oder bei einer anderen Person evtl. jedoch nicht. Die Ursache liegt hier i. d. R. nicht in einem Nicht-Wollen (zumindest nicht mehr als bei anderen Kindern oder Jugendlichen), sondern tatsächlich in der reduzierten Fähigkeit ein Prinzip, das in einer Situation erfolgreich angewendet wurde, auf eine andere, jedoch ähnliche Situation, zu übertragen. So zeigt ein Schüler evtl. im Unterricht die Fähigkeit um Hilfe zu bitten, wenn er etwas nicht kann, in der Pause mit mehr und anderen Personen gelingt dies jedoch evtl. (noch) nicht. Dies ist wichtig zu wissen, da es auch bedeutet, dass eine Unterstützungsmaßnahme ggf. in mehreren Situationen eingesetzt werden muss, um generalisiert zu werden, also wirklich ins Verhaltensrepertoire der Kinder oder Jugendlichen überzugehen. Ein einheitliches Unterstützungskonzept innerhalb des Helfersystems ist daher grundsätzlich sinnvoll.

## 6.4 Elternarbeit

Wie bereits erwähnt, ist die Zusammenarbeit und der Austausch mit den Eltern bei Schülern aus dem Autismus-Spektrum zentral. Das Verhalten der Kinder und Jugendlichen mit einer ASS, ihre emotionale Lage und ihr Entwicklungspotential sind manchmal schwer zu erfassen, besonders wenn man sie noch nicht lange kennt. Eltern sind hierbei eine wesentliche Quelle für Informationen. Sie kennen die Schwierigkeiten, aber auch die Ressourcen ihrer Kinder am besten und dieses Wissen sollte nicht ungenutzt bleiben. Darüber hinaus haben Eltern oft über einen längeren Zeitraum die Erfahrung gemacht, dass sie ihre Kinder besonders gut beschützen und für sie kämpfen müssen, weil die Kinder dies aufgrund ihrer Besonderheiten selbst weniger gut können und sie in der Vergangenheit evtl. negative Erfahrungen gemacht haben. Damit einher gehen möglicherweise Sorgen und Ängste im Zusammenhang mit der Schule:

Mein Kind ...
- ... wird nicht genug gefördert
- ... wird überfordert
- ... wird von anderen gehänselt
- ... wird ausgegrenzt
- ... kann sich nicht mitteilen
- ... kann nicht Bescheid sagen, wenn es ihm schlecht geht
- ... bekommt keinen Schulabschluss

Es ist immer hilfreich, für eine transparente Zusammenarbeit diese Befürchtungen zu kennen und möglichst frühzeitig ausräumen zu können. Das stärkt die Zusammenarbeit von Beginn an und reduziert auch Missverständnisse und Konflikte im weiteren Verlauf der Schulzeit.

Die Kommunikation mit den Eltern kann sich – auch aufgrund der genetischen Aspekte, die bei der Entstehung von ASS eine wesentliche Rolle spielen (s.o. zu den Ursachen) – mitunter etwas schwieriger gestalten. Auch dies ist bei der Gestaltung der Elternarbeit zu bedenken. Die Erfahrung zeigt aber, dass die Einbindung der Eltern immer von Vorteil ist.

Die Eltern der Mitschüler reagieren bisweilen skeptisch oder sogar ablehnend, wenn ihr Kind einen Mitschüler mit ASS in der Klasse hat. Hier ist es hilfreich (nach Rücksprache mit den Eltern des betroffenen Kindes) die anderen Eltern über ASS aufzuklären. Sie sollten wissen, worum es sich bei ASS im Wesentlichen handelt, dass ungewöhnliche Verhaltensweisen Teil der Diagnose und nicht Ergebnis von schlechter Erziehung sind und dass ihre eigenen Kinder keine Nachteile haben durch das Kind mit ASS. Manchmal führt auch ein Nachteilsausgleich (s.u.) oder eine Teilhabeassistenz zu Unmut in der restlichen Elternschaft, da angenommen wird, das Kind erhalte dadurch Vorteile, die ihrem Kind verwehrt bleiben. Auch hier ist eine entsprechende Aufklärung dieser Fehlannahmen und Missverständnisse hilfreich, um Konflikte in der Elternschaft zu vermeiden.

## 6.5 Soziale Integration

### 6.5.1 Transparenter Umgang mit der Diagnose

In Absprache mit dem Kind oder Jugendlichen und dessen Eltern oder Bezugspersonen ist zu klären, inwieweit mit der Diagnose „Autismus-Spektrum-Störung" in der Klassengemeinschaft bzw. in der gesamten Schule transparent umgegangen werden darf. Dies ist ein wichtiger Punkt, um dem betreffenden Schüler entsprechend Autonomie und Mitsprache zu ermöglichen. Ziel ist es, bei den Mitschülern Verständnis für die besonderen Verhaltensweisen des Schülers zu schaffen und Unterstützungsmöglichkeiten zu generieren. Je nachdem, wie lange die Diagnose besteht, haben die Familien oft bereits einen für sie guten Umgang mit der ASS gefunden, der dem Schweregrad und den eigenen Wünschen und Vorstellungen der Familie angepasst ist. So könnte Paul aus dem Fallbeispiel sicherlich sehr daran interessiert sein, dass die Mitschüler über sein Asperger-Syndrom genau Bescheid wissen; Clara hingegen würde bei gemeinsamen Gesprächen vermutlich keine Wünsche oder Bedürfnisse äußern können, sodass die Absprachen mit den Eltern oder Sorgeberechtigten getroffen werden müssen.

Abhängig von den Vorstellungen, Wünschen und Vorgaben des Betroffenen und der Familie sollten auch hier individuelle Regelungen getroffen und Maßnahmen etabliert werden.

### 6.5.2 Aufklärung der Klasse

Je nachdem, inwieweit der Umgang mit der Diagnose für das Kind oder den Jugendlichen und die Familie möglich und erwünscht und wie das Klassenklima der jeweiligen Klasse ist, kann ein Klassengespräch über die Besonderheiten, die bei ASS und dem Schüler auftreten, hilfreich sein.

Die Erfahrung hat gezeigt, dass z. B. in Kooperation mit den Beratungslehrkräften/Fachberatern ein Klassengespräch zur Aufklärung über ASS stattfinden kann. Dies kann dazu beitragen, dass Schüler mit ASS von den Mitschülern insgesamt besser eingeschätzt und verstanden und somit auch besser akzeptiert und weniger gemobbt werden. Besonders, wenn für den betreffenden Schüler spezielle Vorgehensweisen im Unterricht etabliert werden sollen, z. B. der Einsatz von Regelplänen oder Verstärkergegenständen sowie Pausenregelungen, kann eine entsprechende Aufklärung die Akzeptanz der jeweiligen Maßnahmen positiv beeinflussen. Auch bei herausforderndem Verhalten sind entsprechende Erläuterungen sinnvoll.

In manchen Fällen erklären sich auch die Eltern des betreffenden Schülers bereit, in einer Schulstunde die Klasse über die Eigenheiten ihres Kindes zu informieren. Betroffene Eltern kennen sich meist sehr gut mit ASS im Allgemeinen aus und sind zudem „Experten“ für die individuellen Besonderheiten ihres Kindes.

Im Anhang finden Sie auch Literatur für verschiedene Altersstufen, die für Unterrichtseinheiten zur Aufklärung genutzt werden können. Der Bezug zu Verhaltensweisen des Schülers sollte zwischendurch immer wieder hergestellt werden.

Möglich ist auch ein Brief oder eine Präsentation, den der Schüler (mit Unterstützung der Eltern, des Therapeuten oder der Integrationskraft) an die Klasse formuliert bzw. präsentiert, in dem er selbst erklärt, wie seine eigene Wahrnehmung ist und was ihm helfen könnte, im Schulalltag besser zurechtzukommen. Dies kann er natürlich auch verbal im Klassengespräch vortragen, wenn er kann und möchte; ggf. mit Unterstützung.

### 6.5.3 Pausensituation

Für Menschen mit einer ASS sind Situationen, die wenig Struktur bieten, z. B. die Pausenzeiten, schwierig zu überblicken. Sie haben für diese Zeit keinen eigenen Handlungsplan im Kopf, wissen oft nicht, „was zu tun“ ist. Somit wäre auch für die Pausenzeit eine Absprache günstig:

- Wo fühlt sich der Schüler wohl (z. B. in der Bibliothek)?
- Darf der Schüler in den Pausen ins Klassenzimmer oder einen separaten Raum (z. B. bei Reizüberflutung)?
- Sind die Kollegen/die Pausenaufsicht ausreichend über die Diagnose informiert (wichtig z. B. bei der Konfliktregelung)?
- „Partnerbörse“: Gibt es Schüler aus anderen Klassen, die ebenfalls (Pausen-) Freundschaften suchen und die sich gegenseitig in einer Gruppe stärken können?
- Gibt es AGs, die sich regelmäßig in den Pausen treffen können?

Darüber hinaus bilden Pausensituationen auch natürliche Übungsfelder für die soziale Interaktion mit Mitschülern. Der Schüler sollte möglichst nicht grundsätzlich der Pause fernbleiben. Hilfreich sind bestimmte Aufgaben, die übernommen werden können (Klassendienste, sich um die Pflanzen kümmern usw., evtl. mit einem Mitschüler, um auch den sozialen Aspekt zu berücksichtigen), um Orientierung und Sicherheit zu schaffen. Was dabei für den Schüler machbar und zielführend ist, muss im Einzelfall beurteilt bzw. besprochen werden.

## 6.6 Geeignete Rahmenbedingungen für Schüler mit ASS

Neben den genannten Interventions- und Fördermaßnahmen stehen dem Schüler mit einer ASS weitere Hilfen zu. Hinter den Maßnahmen stehen die Stichwörter „Inklusion“ und „Teilhabe am Leben in der Gesellschaft“ als prägende Gedanken.

### 6.6.1 Neuerungen des Bundesteilhabegesetzes

Zum Januar 2020 traten im Bundesteilhabegesetz (BTHG) und der darin geregelten Eingliederungshilfe Änderungen in Kraft. Bislang war das BTHG Teil der Sozialhilfe (SGB XII), ist nun aber im 2. Teil des SGB IX, „Rehabilitation und Teilhabe behinderter Menschen“ verankert. Die Fachleistungen der Eingliederungshilfe werden durch diese geänderte Verankerung im Gesetz von den existenzsichernden Leistungen getrennt (aus: Recht der Eingliederungshilfe – Änderungen durch das Bundesteilhabegesetz (2020), Lebenshilfe, o. D.).

Von einer Behinderung wird bei einer Person gesprochen, deren körperliche oder seelische Gesundheit oder geistigen Fähigkeiten mit hoher Wahrscheinlichkeit länger als sechs Monate von dem für das Lebensalter typischen Zustand abweichen und sie deswegen wesentlich in ihrer Fähigkeit eingeschränkt ist, am Leben in der Gesellschaft teilzuhaben. Liegt eine solche Behinderung vor – oder ist eine Person von einer solchen Behinderung bedroht – kann sie Leistungen der Eingliederungshilfe erhalten.

Diese ist in vier Leistungsgruppen unterteilt:

- Leistungen zur Teilhabe an Bildung
- Leistungen zur sozialen Teilhabe
- Leistungen zur Teilhabe am Arbeitsleben
- Leistungen zur medizinischen Rehabilitation

Der individuelle Bedarf des Antragstellers (also der Betroffenen, ggf. mit ihren Eltern) wird von den Trägern der Eingliederungshilfe ermittelt und muss sich an der „Internationalen Klassifikation der Funktionsfähigkeit, Behinderung und Gesundheit“ (ICF; DIMDI, 2005) der WHO orientieren. Dort werden verschiedene Lebens- und Förderbereiche definiert; eine Spezialausgabe für Kinder und Jugendliche ist ebenfalls verfügbar.

Die Leistungen der Eingliederungshilfe werden in den Ländern von unterschiedlichen Trägern der Eingliederungshilfe erbracht; die Zuständigkeit der jeweiligen Behörde ist bundeslandesspezifisch geregelt (aus: Recht der Eingliederungshilfe – Änderungen durch das Bundesteilhabegesetz (2020), Lebenshilfe, o. D.). Nachfolgend werden weitere Bereiche, die für einen gelingenden Schulbesuch wichtig sein können, erläutert.

### 6.6.2 Teilhabeassistenz

Eine sehr wichtige Hilfe für den Schulalltag ist oftmals eine Teilhabeassistenz, die nach Absprache begleitend über den Schultag hinweg – auch in den Pausen, bei Ganztagsschulen auch am Nachmittag oder während der Hausaufgabenbetreuung im Hort – dem Schüler assistiert. Kinder und Jugendliche haben aufgrund ihrer seelischen Behinderung Anspruch auf eine Teilhabeassistenz, unabhängig von ihren kognitiven Fähigkeiten. Jedoch muss dies nicht zwingend für jeden Schüler die passende Maßnahme sein und ist für manche Schüler auch nicht notwendig. Für Clara, das Mädchen aus dem Fallbeispiel in Kapitel 1, ist eine Teilhabeassistenz unerlässlich, sie wäre sonst nicht ausreichend betreut und könnte ihr Potential nicht entfalten. Paul bekommt den Schulalltag in seiner Klasse so gut hin, dass auf eine Teilhabeassistenz verzichtet wurde, obwohl er grundsätzlich aufgrund der Asperger-Diagnose Anspruch darauf hat. Der Bedarf muss individuell beurteilt werden.

Die Beantragung erfolgt über die Eltern bei der zuständigen Behörde (meist das Sozial- oder Jugendamt), die einkommensunabhängig die Kosten übernimmt. Von der Schule wird evtl. eine Stellungnahme bzgl. bisheriger Maßnahmen, geplantem Umfang und Aufgaben einer Teilhabeassistenz im konkreten Fall eingefordert. In regelmäßigen Hilfeplangesprächen werden die genauen Modalitäten bestimmt und in einem Hilfeplan festgehalten. Dabei geht es darum, den Schüler bei der eigenständigen Erledigung der von der Lehrkraft gestellten Aufgaben und in alltäglichen sowie sozialen Situationen in angemessenem Maße zu unterstützen. Die Teilhabeassistenz stellt also insgesamt eine wichtige Bezugsperson dar, die meist auch in engem Kontakt zu den Eltern steht und Rückmeldungen gibt.

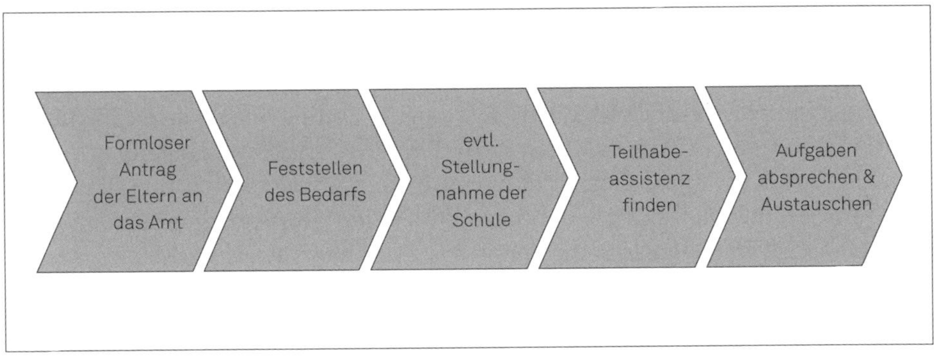


**Abbildung 25:** Vereinfachte schematische Darstellung: Beantragung einer Teilhabeassistenz

Die Aufgaben einer Teilhabeassistenz könnten z. B. beinhalten:

- Strukturierung und Anpassung der von der Lehrkraft gestellten (Haus-)Aufgaben
- Aufsichtspflicht erfüllen (z. B. in einem separaten Ruheraum, in der Pause, wenn der Schüler weglaufgefährdet ist)
- Hilfe bei der Umsetzung von Belohnungsplänen und besonderen Absprachen
- Unterstützung bei der Kontaktgestaltung zu Mitschülern (z. B. in den Pausen oder bei Gruppenarbeiten)
- Unterstützung bei der Emotions- und Stressregulation sowie bei der Anwendung weiterer Hilfen (z. B. geräuschreduzierende Kopfhörer)
- Unterstützung bei Toilettengängen oder bei den Mahlzeiten

Es bietet sich für Teilhabeassistenzen an, einen Steckbrief zu erstellen, in dem kurz aufgelistet wird, welche Aufgaben für sie für das jeweilige Fach festgelegt wurden (siehe auch Steckbrief für das Helfersystem). Weitere individuelle Absprachen mit einzelnen Lehrkräften können hilfreich sein und werden durch den Steckbrief erleichtert. Ein großes Manko ist nämlich dabei zu bedenken: Integrationskräfte werden nicht für Koordinationsstunden bezahlt.

Verschieden qualifizierte Personen kommen als Teilhabeassistenz zum Einsatz – von Personen ohne pädagogischen Vorerfahrungen (z. B. FSJ-Kräfte) über qualifiziertes Personal (z. B. Erzieher, Heilerziehungspfleger) bis hin zu speziell qualifiziertem Personal (z. B. Bachelor Heil- oder Sozialpädagogik). Ein ausgewiesenes Wissen über ASS wird dabei nicht notwendigerweise gefordert. Eine spezielle, anerkannte Ausbildung zur Teilhabeassistenz gibt es aktuell nicht. Es werden jedoch meist Fortbildungen oder Schulungen durch den jeweiligen Träger angeboten oder es können entsprechende Bildungsgänge bei Weiterbildungsinstituten besucht werden; auch diese sind nicht unbedingt speziell auf ASS ausgerichtet.

Der Austausch zwischen Lehrkraft und Teilhabeassistenz ist wichtig für eine gelingende Zusammenarbeit und die adäquate Förderung des Kindes oder Jugendlichen mit ASS. Interventionen, die im vorherigen Abschnitt beschrieben wurden, ohne dass die Klasse sich ungerecht behandelt fühlt, sollten möglichst gemeinsam etabliert werden. Kurze Absprachen zwischen Lehrkraft und Teilhabeassistenz sollten auch während des Unterrichts erfolgen. Wichtig ist auf individueller Ebene auch zu klären, inwieweit die Teilhabeassistenz in den jeweiligen Unterricht eingebunden werden soll. Ein professionelles Setting und eine entsprechende Haltung während der Schulzeit und speziell im Unterricht ist dringend erforderlich; die Aufgabenteilung (Unterrichten vs. Unterstützen des betreffenden Schülers) sollte eingehalten oder bei Bedarf differenziert abgesprochen werden. Hier ist es lohnenswert, offen abzustimmen, was die Inhalte des Unterrichts sind und wie diese von dem Schüler mit der Teilhabeassistenz erledigt werden können.

Eine Teilhabeassistenz kann junge Erwachsene z. B. auch in der Berufsschule, in der Ausbildung oder im Studium und später im Berufsleben als Jobassistenz weiter begleiten und auch über das sog. „Persönliche Budget" finanziert werden. Weitere Informationen gibt es beim *Bundesministerium für Arbeit und Soziales*.

Da die Teilhabeassistenz dem jeweiligen Betroffenen zugeordnet ist (und nicht der gesamten Schülergruppe), kann es sein, dass der Schüler und die Eltern Sorge vor Stigmatisierung oder erhöhter Aufmerksamkeitslenkung auf das betreffende Kind oder Jugendlichen und dessen Schwierigkeiten haben. In einem gemeinsamen Gespräch sollte dies erörtert werden: Es kann dabei die *aktuelle* Lern- und soziale Situation des Kindes bzw. des Jugendlichen in der Klasse dargestellt und die Position im Klassenverband verdeutlicht werden. Durch eine Teilhabeassistenz soll die Situation für den Betroffenen grundsätzlich verbessert werden. Wie die Sorgeberechtigten und der Schüler auf die Installation einer Teilhabeassistenz reagieren, hängt auch davon ab, wie die Lehrkraft damit umgeht und dies der Klassengemeinschaft erläutert wird. So kann die Lehrkraft z. B. gerade jüngeren Schülern erklären, dass die Teilhabeassistenz zwar zur Unterstützung des betreffenden Schülers vor Ort ist, aber für die ganze Klasse sowie die Lehrkraft hilfreich ist. Der Unterricht kann dadurch reibungsloser durchgeführt werden.

Da die Klasse aber sicherlich auch ohne eine Teilhabeassistenz mitbekommt, dass der Schüler mit ASS in bestimmten Situationen Schwierigkeiten hat, wird die Aufmerksamkeit durch eine Teilhabeassistenz wahrscheinlich nicht erst hervorgerufen. Eine Teilhabeassistenz kann somit schließlich nicht nur dem betroffenen Schüler, sondern mittelbar der gesamten Klasse helfen und zu einem positiven Klassenklima beitragen oder dem Betroffenen auch Schutz bieten.

Bei möglichen Bedenken gegenüber dem Einsatz einer Teilhabeassistenz sollte bedacht werden, dass diese unmittelbar strukturierend einwirken, Hilfestellungen geben und adäquates Verhalten belohnen kann, sodass der Unterrichtsfluss weniger unterbrochen wird.

### 6.6.3 Nachteilsausgleich

Der Nachteilsausgleich in einzelnen Fächern in der Schule muss ebenfalls von den Eltern (ab Volljährigkeit durch den Schüler selbst) beantragt werden und soll Schüler mit ASS die Teilnahme am Unterricht und Lernzielüberprüfungen ermöglichen. In einer Klassenkonferenz wird über diese individuelle Maßnahme entschieden und die Dauer festgelegt; eine Überprüfung der Weiterführung erfolgt auch hier regelmäßig.

Im Zeugnis muss z. B. nach hessischer Verordnung der Nachteilsausgleich nur erwähnt werden, wenn von den allgemeinen Grundsätzen der Bewertung abgewichen wurde (z. B. Vereinfachung von Texten im Fach Deutsch). Andernfalls – z. B. bei einer längeren Bearbeitungsdauer – werden Nachteilsausgleiche nicht im Zeugnis erwähnt (Böhme, Dammann, Freitag, Henn, Kansy & Kerfante, 2016).

Die landesspezifischen Regelungen können dabei voneinander abweichen und müssen selbstverständlich in der jeweiligen Fassung beachtet werden.

Nachteilsausgleiche können z. B. sein:
- Verlängerte Bearbeitungszeiten, auch bei Klausuren
- Auch während Klausuren die Aufgabenstellungen nochmals erläutern
- Klausuren in Anwesenheit der Teilhabeassistenz in einem separaten Raum schreiben
- Mimik, Gestik und Intonation bei Referaten nicht bewerten (Blickkontakt zur Klasse nicht notwendig)
- Anpassung der *Form* der Leistungserbringung (z. B. schriftlich statt mündlich oder andersherum, alternative Sportprüfungen)
- Anpassung der Arbeitsblätter (Strukturierung, Konkretisierung)
- Einsatz von technischen Hilfsmitteln erlauben, z. B. Abfotografieren von Tafelbildern und Texten, Laptop statt Papier und Stift
- Lehrkraft spricht den Schüler mit Namen an und wiederholt Aufforderungen und Fragen
- Auszeiten in separatem Raum genehmigen

Ein zentraler Gelingensfaktor für eine gelingende Beschulung ist eine Abstimmung der Maßnahmen zum Nachteilsausgleich zwischen den am Unterricht beteiligten Lehrkräften

Der Schüler Paul aus dem Fallbeispiel in Kapitel 1 würde sicherlich im Fach Deutsch von einem Nachteilsausgleich profitieren, indem Aufgaben für ihn sehr konkret und unmissverständlich formuliert werden („Erläutere drei wichtige Punkte aus dem Text auf insgesamt eineinhalb Seiten") und die Bearbeitungszeit verlängert wird. Wichtig ist dabei zu wissen, dass ein Nachteilsausgleich nicht bedeutet, dass der Schüler mit ASS „leichtere" Aufgaben erhält. Der Schüler soll dadurch also vielmehr befähigt werden, seine Leistung so zu erbringen, dass er keine durch die ASS bedingten Nachteile im Vergleich zu den anderen Schülern hat.

### 6.6.4 Einfluss des (kognitiven) Leistungsprofils

Insgesamt sind die Intelligenzprofile von Menschen mit ASS intraindividuell sehr heterogen, mit teilweise deutlichen Diskrepanzen zwischen einzelnen Fähigkeiten. Darüber hinaus bestehen auch Unterschiede zwischen den Betroffenen (siehe Kapitel 2 Komorbiditäten). Bei einigen Kindern oder Jugendlichen mit einer ASS wird im Rahmen der Diagnostik eine Hochbegabung festgestellt. Ein Intelligenzquotient ab 130 gilt als Hochbegabung (Achtung: Es existieren viele verschiedene Instrumente zur Leistungsdiagnostik – einige überschätzen möglicherweise den Gesamt-IQ). Natürlich können auch Schüler mit Werten knapp unter dieser Grenze eine auffallend bessere Auffassungsgabe oder Verarbeitungsgeschwindigkeit haben.

Die Erfahrung zeigt, dass auch eine andauernde *Unter*forderung zu Langeweile, weniger Motivation, mehr herausforderndem Verhalten (z.B. verstärkte motorische Unruhe) und insgesamt zu schlechteren Noten – trotz Hochbegabung! – führen kann. Dadurch können weitere Erkrankungen, wie z.B. Depressionen oder Ängste, hervorgerufen werden. In manchen Bundesländern ist auch für den Themenbereich „Hochbegabung" eine Beratungsperson zuständig; auch hier sollte man ggfs. Informationen einholen, um eine differenzierte Beschulung zu gestalten.

Wie bei Clara aus dem Fallbeispiel (Kapitel 1), gibt es auch Kinder und Jugendliche mit einer Intelligenzminderung, die Regelschulen besuchen. Hier müssen meist deutlich mehr Anpassungen im Schulalltag vorgenommen werden. Im obigen Abschnitt wurden bereits viele solcher Hilfen und Maßnahmen erläutert; besonders wichtig sind gute visuelle Strukturierungen und eine Teilhabeassistenz.

### 6.6.5 Förderschwerpunkte

In einem besonderen Verfahren zur „Feststellung eines sonderpädagogischen Förderbedarfs" wird für den Schüler auch der individuelle Förderschwerpunkt festgelegt. An dem Verfahren sind neben den Eltern und der Schule oftmals weitere Personen und Institutionen beteiligt, z.B. Gutachter, das Schulamt oder das Gesundheitsamt. Die Entscheidung über Anspruch, Umfang und Festlegung des jeweiligen Förderschwerpunktes erfolgt nach einem festgelegten Verfahren, das von den Schulbehörden vorgegeben wird. In regelmäßigen Abständen wird der Bedarf erneut geprüft und der Umfang individuell festgelegt.

Unterschieden werden in Deutschland aktuell mehrere Förderschwerpunkte, die sich besonderen Bedarfen der Schüler widmen. Die wichtigsten und zahlenmäßig größten, die auch bei Schülern mit ASS zum Tragen kommen, sind folgende (Bertelsmann Stiftung & Klemm, 2015):

- Förderschwerpunkt Lernen: Schüler mit Lernstörungen und Lernbehinderungen (z.B. auch Schüler mit Rechtschreib- oder Rechenschwäche)
- Förderschwerpunkt geistige Entwicklung: Schüler mit einer geistigen Behinderung (Intelligenzquotient unter 70)
- Förderschwerpunkt Emotionale und soziale Entwicklung: Schüler, die Schwierigkeiten im Bereich Verhalten aufweisen (z.B. aggressiv oder rückzüglich)
- Förderschwerpunkt Sprache: Schüler mit Problemen im Kontext Sprache (Erwerb, Stimme, Redefluss)

Lediglich in vereinzelten Bundesländern, wie z.B. Berlin, existiert ein eigener Förderschwerpunkt „Autismus".

Die Beschulung mit einem sonderpädagogischen Förderbedarf kann grundsätzlich in allen Schularten stattfinden und entweder „zielgleich" (gleicher Abschluss wie bei einer Regelbeschulung möglich) oder „zieldifferent" (Erlangung eines besonderen Abschlusses) erfolgen. Weitere Empfehlungen zum Umgang mit Schülern mit einem Förderbedarf finden Sie in Kapitel 8, Weiterführende Literatur. Verschiedene Studien zeigen, dass für Kinder mit o.g. Förderbedarfen (außer Geistige Entwicklung) die Beschulung an einer inklusiven Schule förderlicher ist als der Besuch einer speziellen Förderschule (Bertelsmann Stiftung & Klemm, 2015). Alle Bemühungen, die zu einer Inklusiven Beschulung beitragen, sind also entsprechend hilfreich für den einzelnen Schüler.

### 6.6.6 Vernetzung und Fortbildung

Je mehr ein Kollegium über ASS weiß, desto besser gelingt auch die Beschulung eines von einer ASS betroffenen Kindes oder Jugendlichen. Der Austausch mit Beratungslehrkräften/Fachberater kann ebenfalls ein wichtiger Baustein zu einem gelingenden Unterricht sein. Dort erhalten Lehrkräfte Informationen und teilweise ganz praktische Unterstützung vor Ort zur Planung, Gestaltung und Durchführung des Unterrichts.

Das Wissen und die Erfahrungen der Beratungslehrkräfte/Fachberater sind auch dann hilfreich, wenn es um einen Schulwechsel, z.B. nach der Grundschule oder bei anhaltender Über- oder Unterforderung in der aktuellen Schule, geht. Im jeweiligen Zuständigkeitsbereich verfügen sie über wertvolle Informationen zur Schullandschaft und können auch die Eltern diesbezüglich beraten, um die geeignete Schule für das betreffende Kind zu finden. Auch in Krisensituationen sollten die Beratungslehrkräfte/Fachberater hinzugezogen werden; eine enge Kooperation mit weiteren Institutionen (z.B. der Jugendhilfe, Psychologen, Therapeuten) kann auch über sie laufen.

Viele Autismus-Zentren und andere Vereine (siehe Kapitel „Hilfreiche Adressen") bieten verschiedene Schulungen mit unterschiedlichen Schwerpunkten für Lehrkräfte an. Dort werden zunächst meist grundlegende Informationen über ASS vermittelt sowie Fallbeispiele und letztlich Interventions- und Hilfsmöglichkeiten besprochen. Da Schüler mit ASS sehr unterschiedliche Ausprägungen und Besonderheiten mit sich bringen, ist ein Austausch mit anderen Lehrkräften in einer ähnlichen Situation und mit Fachpersonen oftmals hilfreich und entlastend.

### 6.6.7 Verhaltenstherapeutische Anbindung des Schülers mit ASS

Kinder und Jugendliche mit einer ASS haben grundsätzlich einen Anspruch auf eine Eingliederungshilfe in Form einer autismusspezifischen Förderung in einer auf diese Behandlung spezialisierten Ambulanz („Autismuszentrum" oder „Autismusinstitut“). Bei der Förderung kommen in der Regel verhaltenstherapeutisch fundierte Methoden zur Anwendung, die autismusspezifisch angewandt und durchgeführt werden. Übliche Psychotherapie ist entweder nicht möglich (z.B. teilweise dann, wenn ausschließlich eine ASS vorliegt) oder oft auch nicht ausreichend. Allerdings können Begleitstörungen wie z.B. Ängste oder Depressionen entsprechend der gängigen Leitlinien behandelt werden, auch wenn sicher einige Anpassungen an die ASS-bezogenen Besonderheiten erforderlich sind.

In den spezialisierten Autismuszentren werden Familien auch über die reinen Fördereinheiten hinaus individuell unterstützt, da teilweise weitere Themenfelder aufkommen (Umgang mit Geschwisterkindern, Familienunterstützende Dienste, sozialrechtliche Aspekte etc.).

Kontakte der Ambulanzen zu Kindergärten und Schulen sind obligatorisch, da sowohl Eltern als auch Lehrkräfte und Therapeuten das jeweilige Kind sehr gut kennen und der Austausch aller Beteiligten hilft, dessen Entwicklungspotential in allen Lebensbereichen optimal zu entfalten. So können Erfahrungen und Informationen ausgetauscht und Maßnahmen gemeinsam abgestimmt werden. Die zuständigen Kinder- und Jugendlichenpsychotherapeuten können also auch Ansprechpartner für Lehrkräfte sein, wenn es um individuelle Maßnahmen oder Regelungen und Rahmenbedingungen für die Zeit in der Schule geht.

Es existieren viele Unterstützungsmaßnahmen für Schüler mit einer Autismus-Spektrum-Störung. Diese sollten gut aufeinander abgestimmt und auf die jeweiligen Bedürfnisse und Besonderheiten des Schülers angepasst werden, da sich ASS in vielen Bereichen auf besondere und individuelle Weise zeigen können.

Dazu können Lehrkräfte Rat und Unterstützung von den Eltern und Beratungslehrkräften/Fachberatern einholen, um den Unterricht und die Abläufe entsprechend vorbereiten zu können.

### 6.6.8 … und nach der Schule?

Der Blick auf die Zeit nach dem Schulabschluss stellt für manche junge Erwachsene mit einer ASS und deren Eltern eine Herausforderung dar. Die in den vorherigen Kapiteln beschriebenen Besonderheiten bleiben bestehen und verändern sich in den meisten Fällen nur geringfügig.

Durch den normativen Übergang in einen Ausbildungsgang bzw. ein Studium und ein insgesamt selbstständigeres Leben müssen wieder neue Abläufe in neuen Umgebungen gefunden werden, die besonders bei Menschen mit einer ASS zunächst zu einer erhöhten Unsicherheit führen können. Die Prävalenz weiterer psychischer

Erkrankungen (besonders Depressionen, Angststörungen, Persönlichkeitsstörungen) ist in dieser Phase erhöht (Freitag et al., 2020b). Aber diese Neuordnung kann andererseits auch als Chance gesehen werden, denn nun können individuelle Vorlieben und Fähigkeiten optimal eingebracht werden.

Paul aus dem Fallbeispiel wird sich sicherlich auf ein Ingenieur- oder spezielles Bionikstudium freuen – weitere Belange der Verselbstständigung (z. B. Organisatorische Fragen des Studiums, eigene Wohnung oder Wohngemeinschaft) werden ihn aber mit bislang noch nicht bekannten Aufgaben konfrontieren, bei denen er aufgrund der in den vorangegangenen Kapiteln beschriebenen Einschränkungen mehr Unterstützung von den Eltern oder einer Assistenz benötigen wird. Für Clara wird möglicherweise eine Werkstatt für Behinderte oder ein Berufsbildungswerk der richtige Weg sein – dafür benötigt sie intensivere Hilfe und familiäre Unterstützung. Betreutes Wohnen in Gruppen und geschützte Arbeitsplätze sorgen aber auch hier für eine möglichst weitreichende Autonomieentwicklung und Ablösung vom Elternhaus und gleichzeitig für ausreichend Anleitung und Struktur im Alltag oder bei besonderen Gegebenheiten (z. B. Krankheit).

Es gilt also auch hier, gemeinsam mit den Eltern schon vor und im letzten Schuljahr besondere Vorkehrungen für den Übergang zu treffen und den Schüler z. B. intensiver bei der Organisation von Praktika – als erste Erfahrung im Berufsleben – zu begleiten. Die eingeschränkte Handlungsplanung und die weniger guten sozialen Kompetenzen und alltagspraktischen Fähigkeiten kommen bei Bewerbungsgesprächen in Betrieben oder in freieren sozialen Situationen im Studium, wie z. B. bei Gruppenarbeiten, besonders zum Tragen (Freitag et al., 2020b). Ein offener Umgang mit der Diagnose kann bei Praktikumsstellen, Arbeitgebern usw. hilfreich sein, um einerseits Besonderheiten zu erklären und entsprechende Unterstützung zu erhalten (z. B. vom Arbeitsamt usw.) und andererseits, um Missverständnisse zu vermeiden.

Die bisher dargestellten Hilfsmöglichkeiten (besonders Strukturierungshilfen) können auch in dieser Situation bis zu einem bestimmten Punkt nützlich sein. Darüber hinaus ist in dieser Phase die Vernetzung ein besonders wichtiges Element, um die Transition gut zu gestalten.

Auch über die Schulzeit hinaus gibt es entsprechende Anlaufstellen:

- Agentur für Arbeit
- Berufsbildungswerke
- Inklusionsbetriebe
- Gemeinnützige Vereine (z. B. autismus Deutschland e. V.)

In der Praxis hat es sich als hilfreich erwiesen, wenn der betreffende Schüler mit entsprechender Unterstützung z. B. einen Brief an den Praktikums- oder Ausbildungs-Betrieb schreibt, in dem er die eigene Ausprägung von ASS und Schwierigkeiten erläutert. Gleichzeitig sollten hier Punkte aufgezeigt werden, die dem Schüler den Alltag erleichtern (z. B. „Es hilft mir, wenn andere Personen/mein Anleiter regelmäßig auf mich zukommt und fragt, ob ich Hilfe benötige“ oder „Manchmal passiert es mir, dass ich zu viel über Bionik spreche. Dann hilft es, wenn man mir klar sagt, dass man gerade keine Zeit hat, weiter zuzuhören“).

# 7 Ausblick

Mit Blick auf die Inklusionsbemühungen in vielen Bereichen der Gesellschaft sollten sich neben Lehrkräften auch weitere Personen- und Berufsgruppen mit dem Thema Autismus-Spektrum-Störung (ASS) eingehender beschäftigen. Wie Freitag, Poustka, Kamp-Becker, Vogeley, Tebartz van Elst (2020b) schreiben, ist die Versorgung für (junge) Erwachsene mit einer ASS aktuell insgesamt unzureichend organisiert: Mediziner und (Erwachsenen-)Psychotherapeuten werden in ihren Ausbildungen nicht standardmäßig über das Störungsbild, die Diagnostik und Behandlung sowie die alltäglichen Bedürfnisse von Menschen mit ASS unterrichtet. Ebenso gibt es Wissenslücken in verschiedenen anderen Institutionen (z. B. Versorgungsämter, Arbeitsämter, Universitäten und Betrieben u. Ä.), die dazu führen, dass Menschen mit ASS in ihren Besonderheiten zu wenig berücksichtigt werden und sich viele Menschen den längerfristigen Umgang mit autistischen Mitmenschen „nicht zutrauen“, aus Sorge „etwas falsch“ zu machen.

Auch bei angehenden Lehrern sollte im Studium und im Referendariat der Umgang mit Schülern mit besonderen Bedarfen mehr in den Fokus rücken, da Lehrkräfte im schulischen Alltag sehr wahrscheinlich im Laufe der Zeit praktisch sicher damit konfrontiert werden. Grundlegendes Wissen über den förderlichen Umgang mit besonderen Schülern hat positive Auswirkungen auf die Gesundheit, Ausbildungs- und Arbeitsfähigkeit und somit die weitere Entfaltung von Potentialen der betreffenden Schüler. In Bezug auf die Lehrkraft reduziert es Beeinträchtigungen der Gesundheit, Stress und die Gefahr eines Burnouts und führt zu mehr Selbstwirksamkeitserleben.

Von der Politik sind zwar Vorgaben gemacht worden – die praktische Umsetzung wird jedoch den einzelnen Schulen übertragen. Dies kann unter Umständen eine große Herausforderung sein, da personelle, räumliche, materielle und finanzielle Mittel oftmals fehlen. Separate Räume, kleine Klassengrößen sowie Zeiten für einen konzeptionellen Austausch müssten geschaffen werden, um eine inklusive Beschulung gut umsetzen zu können. Auch eine fundierte Ausbildung und die Festanstellung von Teilhabeassistenzen ist in unseren Augen elementar: Macht ein Schüler entsprechende Fortschritte und kann Anforderungen mehr und mehr alleine lösen, werden die Zeit und das Gehalt der Teilhabeassistenz reduziert. Diese enorme Unsicherheit stellt oftmals eine existenzielle Zumutung dar und wirkt sich auf die Motivation aus, diese wichtige Aufgabe einer gelingenden Beschulung auszuüben. Die Suche nach einer Teilhabeassistenz dauert demzufolge meist zu lang.

Wir wünschen uns, dass Sie mit dem vorliegenden Buch weitere Gestaltungsmöglichkeiten entdeckt haben und dass wir evtl. vorhandene Unsicherheiten bezüglich dieser tiefgreifenden Entwicklungsbesonderheit ausräumen konnten. Aus vielen Patientenberichten von Jugendlichen mit und ohne ASS wissen wir, wie prägend das subjektive Erleben der Schulzeit ist. Neben der Familie ist der Klassenverband/die Schule schließlich der Ort, an dem die Kinder und Jugendlichen die meiste Zeit verbringen. Die Schulzeit mit all ihren Erfahrungen prägt auch (oder vielleicht sogar besonders) bei ASS die Persönlichkeit, ist identitätsstiftend und legt den Grundstein für den weiteren Lebensweg.

Wir freuen uns, dass Sie als Begleiter dieser wichtigen Lebensphase Ihres Schülers Interesse für die besonderen Belange aufbringen, die mit einer ASS-Diagnose im Schulkontext einhergehen – auch wenn die Möglichkeiten in den Schulen für eine gelingende Teilhabe vielleicht (noch) nicht optimal sind. Sie tragen somit wesentlich zu einem entspannten Lernen und gewinnbringenden Schulalltag für Ihre Schüler mit ASS bei.

# 8 Weiterführende Literatur

## Fachliteratur

Cholemkery, H., Kitzerow, J., Soll, S. & Freitag, C. M. (2017). *Ratgeber Autismus-Spektrum-Störungen: Informationen für Betroffene, Eltern, Lehrer und Erzieher.* Göttingen: Hogrefe.

autismus Deutschland e.V. Bundesverband zur Förderung von Menschen mit Autismus, Ass. jur. Christian Frese (2017): *Rechte von Menschen mit Autismus. Ratgeber zu den Rechtsansprüchen von Menschen mit Autismus und ihrer Angehörigen.* Abgerufen am 12.05.2020 von https://www.autismus.de/fileadmin/user_upload/Broschuere_Rechte_von_Menschen_mit_Autismus_Stand_13Nov.pdf

Jeweilige Handreichungen der Bundesländer im Internet

## Zur Aufklärung der Klasse

### Für jüngere Kinder

Hächler, P., Tschirren, B. & Mambourg, M. (Illustr.). (2015). *Ich bin Loris* (1. Aufl.). Köln: Psychiatrie-Verlag.

Eiken-Lüchau, D. & Husmann, T. (2019). *Mia – meine ganz besondere Freundin* (2. Aufl.). Schwarzenfeld: Neufeld Verlag.

### Für ältere Kinder oder Jugendliche

Schreiter, D. (2014/2015/2018). *Schattenspringer.* Stuttgart: Panini Verlag.

Higashida, N. (2014). *Warum ich euch nicht in die Augen schauen kann: Ein autistischer Junge erklärt seine Welt* (7. Aufl.). Hamburg: Rowohlt Taschenbuch.

Lettau, B. & Lückner, R. F. (2014). *Mark Haddon: Supergute Tage oder Die sonderbare Welt des Christopher Boone.* (EinFach Deutsch Unterrichtsmodelle). Paderborn: Schöningh.

### Für (junge) Erwachsene

Brauns, A. (2004). *Buntschatten und Fledermäuse.* München: Goldmann Verlag.

# 9 Weiterführende hilfreiche Adressen

*autismus Deutschland e. V.*
Bundesverband zur Förderung von Menschen mit Autismus
Rothenbaumchaussee 15
20148 Hamburg
Tel.: 040/5115604
info@autismus.de
www.autismus.de

Selbsthilfeverband mit Wissenschaftlichem Beirat und Regionalverbänden in ganz Deutschland. Informationen, auch zu Kongressen und Fachtagungen sowie weitere Ansprechpartner; Förderung von bestimmten Einrichtungen und Maßnahmen.

*Bundesvereinigung Lebenshilfe e. V. Bundesgeschäftsstelle*
Hermann-Blankenstein-Straße 30
10249 Berlin
Tel.: 030/206411-0
Bundesvereinigung@Lebenshilfe.de
www.lebenshilfe.de

Raiffeisenstr. 18
35043 Marburg
Tel.: 06421/491-0

Selbsthilfevereinigung sowie „Eltern-, Fach- und Trägerverband für Menschen mit geistiger Behinderung und ihre Familien" (aus der Internetseite). Begleitung von Menschen mit Behinderung und ihren Familien für eine gleichberechtigte Teilhabe am Leben in der Gesellschaft.

*Netzwerk Inklusion Deutschland e. V.*
Hopfenstr. 48
63454 Hanau
www.netzwerkinklusion.de
info@netzwerkinklusion.de

Zusammenschluss von Vereinen, Initiativen, Organisationen, Betroffenen und Einzelpersonen, die die Inklusion von Menschen mit Behinderung voranbringen wollen.

# 10 Empfohlene Internetlinks

- https://www.uni-wuerzburg.de/fileadmin/06000060/03_Lehrerbildung_an_der_PSE/Inkl_SiKri/Broschuere_Autismus_WS_15-16.pdf

  Broschüre „Was tun, wenn Schüler Autismus haben?" – Materialsammlung zum Downloaden für Lehrer aller Schularten

- https://www.youtube.com/watch?v=K2P4Ed6G3gw
  Sensory Overload.

  Ein Film von Miguel Jiron über sensorische Wahrnehmung bei ASS.

- https://de.tobiidynavox.com/pages/boardmaker

  Boardmaker-Software für visuelle Strukturierungshilfen.

- https://www.metacom-symbole.de/

  Metacom-Software für visuelle Strukturierungshilfen.

- https://fliptheclassroom.de/konzept/

  Website mit Erläuterungen zum „Flipped Classroom"-Konzept.

- https://www.bmas.de/DE/Themen/Teilhabe-Inklusion/teilhabe-inklusion.html

  Informationen zu Inklusion und Teilhabe des Bundesministeriums für Arbeit und Soziales.

# Literatur


Aktion Mensch (o. D). *Inklusion in der Schule.* Verfügbar unter: www.aktion-mensch.de/dafuer-stehen-wir/was-ist-inklusion/inklusion-schule.html

American Psychiatric Association. (2013). Diagnostic and statistical manual of mental disorders (5th ed.). Arlington, VA: American Psychiatric Publishing. https://doi.org/10.1176/appi.books.9780890425596

autismus Deutschland e. V. Bundesverband zur Förderung von Menschen mit Autismus, Frese, C. (2017). *Rechte von Menschen mit Autismus. Ratgeber zu den Rechtsansprüchen von Menschen mit Autismus und ihrer Angehörigen.* Vefügbar unter: https://www.autismus.de/fileadmin/user_upload/Broschuere_Rechte_von_Menschen_mit_Autismus_Stand_13Nov.pdf

AWMF. (2016). *Autismus-Spektrum-Störungen im Kindes-, Jugend- und Erwachsenenalter. Teil 1: Diagnostik.* Interdisziplinäre S3-Leitlinie 028/01. Verfügbar unter: https://www.awmf.org/uploads/tx_szleitlinien/028-018l_S3_Autismus-Spektrum-Stoerungen_ASS-Diagnostik_2016-05.pdf

Bertelsmann Stiftung & Klemm, K. (2015). *Inklusion in Deutschland. Daten und Fakten.* Verfügbar unter: https://www.bertelsmann-stiftung.de/fileadmin/files/BSt/Publikationen/Graue Publikationen/Studie_IB_Klemm-Studie_Inklusion_2015.pdf

Böhme, C., Dammann, J., Freitag, T., Henn, H., Kansy, A.-M. & Kerfante, A. (2016). *Einstiegshilfen für den Unterricht von Kindern und Jugendlichen im Autismus-Spektrum. Eine Orientierungshilfe für Lehrerinnen und Lehrer der allgemeinen Schule.* Verfügbar unter: https://kultusministerium.hessen.de/sites/default/files/media/hkm/einstiegshilfen_fuer_den_unterricht_von_kindern_und_jugendlichen_im_autismus-spektrum_0.pdf

Bölte, S. & Poustka, F. (2006). *FSK. Fragebogen zur Sozialen Kommunikation – Autismus-Screening.* Deutsche Fassung des Social Communication Questionnaire (SCQ) von M. Rutter, A. Bailey und C. Lord. Bern: Huber.

Bölte, S. & Poustka, F. (2007). *SRS. Skala zur Erfassung sozialer Reaktivität – Dimensionale Autismus-Diagnostik.* Deutsche Fassung der Social Responsiveness Scale (SRS) von J. N. Constantino und C. P. Gruber. Bern: Huber.

Bölte, S., Poustka, F., Rühl, D. & Schmötzer, G. (2006). *ADI-R: diagnostisches Interview für Autismus – revidiert; Manual.* Deutsche Fassung des Autism Diagnostic Interview – Revised von M. Rutter, A. Le Couteur und C. Lord. Bern: Huber.

Bottema-Beutel, K. (2016). Associations between joint attention and language in autism spectrum disorder and typical development. A systematic review and meta-regression analysis. *Autism Research, 9,* 1021–1035. https://doi.org/10.1002/aur.1624

Boxhoorn, S., Lopez, E., Schmidt, C., Schulze, D., Hänig, S. & Freitag, C. M. (2018). Attention profiles in autism spectrum disorder and subtypes of attention-deficit/hyperactivity disorder. *European Child & Adolescent Psychiatry, 27,* 1433–1447. https://doi.org/10.1007/s00787-018-1138-8

Brauns, A. (2004). *Buntschatten und Fledermäuse.* München: Goldmann Verlag.

Canu, D., Paelt, S. Van der, Canal-Bedia, R., Posada, M., Vanvuchelen, M. & Roeyers, H. (2020). Early non-social behavioural indicators of autism spectrum disorder (ASD) in siblings at elevated likelihood for ASD: a systematic review. *European Child & Adolescent Psychiatry.* https://doi.org/10.1007/s00787-020-01487-7

Cholemkery, H., Kitzerow, J., Soll, S. & Freitag, C. M. (2017). *Ratgeber Autismus-Spektrum-Störungen: Informationen für Betroffene, Eltern, Lehrer und Erzieher.* Göttingen: Hogrefe.

Deutsches Institut für Medizinische Dokumentation und Information (DIMDI). (2005). *International Classification of Functioning, Disability and Health (ICF).* Verfügbar unter: https://www.dimdi.de/dynamic/de/klassifikationen/icf/

Deutsches Institut für Medizinische Dokumentation und Information (DIMDI). (2019). Systematisches Verzeichnis, Internationale statistische Klassifikation der Krankheiten und verwandter Gesundheitsprobleme – 10. Revision. Verfügbar unter: https://www.dimdi.de/static/de/klassifikationen/icd/icd-10-gm/kode-suche/htmlgm2020/

Dziobek, I., Rogers, K., Fleck, S., Bahnemann, M., Heekeren, H. R., Wolf, O. & Convit, A. (2008). Dissociation of cognitive and emotional empathy in adults with Asperger syndrome using the Multifaceted Empathy Test (MET). *Journal of Autism and Developmental Disorders, 38,* 464–473. https://doi.org/10.1037/t54435-000

Freitag, C. M., Jensen, K., Teufel, K., Luh, M., Todorova, A., Lalk, C. & Vllasaliu, L. (2020a). Empirisch untersuchte entwicklungsorientierte und verhaltenstherapeutisch basierte Therapieprogramme zur Verbesserung der Kernsymptome und der Sprachentwicklung bei Klein- und Vorschulkindern mit Autismus-Spektrum-Störungen. *Zeitschrift für Kinder- und Jugendpsychiatrie und Psychotherapie, 48,* 224–243.

Freitag, C. M., Kitzerow, J., Medda, J., Soll, S. & Cholemkery, H. (2017). Autismus-Spektrum-Störungen. In M. Döpfner, M. Holtmann & P. Plener (Hrsg.), *Leitfaden Kinder- und Jugendpsychotherapie* (Bd. 24). Göttingen: Hogrefe Verlag. https://doi.org/10.1026/02704-000

Freitag, C. M., Poustka, L., Kamp-Becker, I., Vogeley, K., Tebartz, L. van Elst (2020b). Transition bei Autismus-Spektrum-Störungen. *Zeitschrift für Kinder- und Jugendpsychiatrie und Psychotherapie,* 1–3. https://doi.org/10.1024/1422-4917/a000774

Goldstein, S. & Schwebach, A. J. (2004). The comorbidity of pervasive developmental disorder and attention deficit hyperactivity disorder: results of a retrospective chart review. *Journal of Autism and Developmental Disorders, 34,* 329–339. https://doi.org/10.1023/B:JADD.0000029554.46570.68

Hirschler-Guttenberg, Y., Golan, O., Ostfeld-Etzion, S. & Feldman, R. (2015). Mothering, fathering, and the regulation of negative and positive emotions in high-functioning preschoolers with autism spectrum disorder. *Journal of Child Psychology and Psychiatry, 56,* 530–539. https://doi.org/10.1111/jcpp.12311

Hobson, R. P. & Hobson, J. A. (2008). Dissociable aspects of imitation: A study in autism. *Journal of Experimental Child Psychology, 101*(3), 170–185. https://doi.org/10.1016/j.jecp.V2008.04.007

Johnson, M. H., Gliega, T., Jones, E. & Charman, T. (2015). Annual Research Review: Infant development, autism, and ADHD – early pathways to emerging disorders. *Journal of Child Psychology and Psychiatry, 56,* 228–247. https://doi.org/10.1111/jcpp.12328

Kamp-Becker, I., Mattejat, F., Wolf-Ostermann, K. & Remschmidt, H. (2005). Die Marburger Beurteilungsskala zum Asperger-Syndrom (MBAS) – ein Screening-Verfahren für autistische Störungen auf hohem Funktionsniveau. *Zeitschrift für Kinder- und Jugendpsychiatrie und Psychotherapie, 33*(1), 15–26. https://doi.org/10.1024/1422-4917.33.1.15

Lai, M. C., Lombardo, M. V. & Baron-Cohen, S. (2014). Autism. *Lancet, 383*(9920), 896–910. https://doi.org/10.1016/S0140-6736(13)61539-1

Lebenshilfe (o. D.). *Recht der Eingliederungshilfe - Änderungen durch das Bundesteilhabegesetz (2020)*. Verfügbar unter: www.lebenshilfe.de/informieren/familie/eingliederungshilfe-und-das-bundesteilhabegesetz-2020/

Leyfer, O. T., Folstein, S. E., Bacalman, S., Davis, N. O., Dinh, E., Morgan, J., Tager-Flusberg, H. & Lainhart, J. E. (2006). Comorbid psychiatric disorders in children with autism: interview development and rates of disorders. *Journal of Autism and Developmental Disorders, 36,* 849–861. https://doi.org/10.1007/s10803-006-0123-0

Lieb, R. (2006). Familiäre Transmission psychischer Störungen. In H.-U. Wittchen & J. Hoyer (Hrsg.), *Klinische Psychologie & Psychotherapie* (S. 267–280). Heidelberg: Springer.

Meer, J. M. van der, Oerlemans, A. M., Steijn, D. J. van, Lappenschaar, M. G., Sonneville, L. M. de, Buitelaar, J. K. & Rommelse, N. N. (2012). Are autism spectrum disorder and attention-deficit/hyperactivity disorder different manifestations of one overarching disorder? Cognitive and symptom evidence from a clinical and population-based sample. *Journal of the American Academy of Child and Adolescent Psychiatry, 51,* 1160–1172.

Neufeld, J., Hagström, A., Van't Westeinde, A., Lundin, K., Cauvet, É., Willfors, C., Isaksson, J., Lichtenstein, P. & Bölte, S. (2020). Global and local visual processing in autism - a co-twin-control study. *Journal of Child Psychology and Psychiatry, 61,* 470–479. https://doi.org/10.1111/jcpp.13120

Olde Dubbelink, L. M. E. & Geurts, H. M. (2017). Planning skills in autism spectrum disorder across the lifespan: a meta-analysis and meta-regression. *Journal of Autism and Developmental Disorders, 47,* 1148–1165. https://doi.org/10.1007/s10803-016-3013-0

Ostfeld-Etzion, S., Feldman, R., Hirschler-Guttenberg, Y., Laor, N. & Golan, O. (2015). Self-regulated compliance in preschoolers with autism spectrum disorder: The role of temperament and parental disciplinary style. *Autism, 20*(7), 868–878. https://doi.org/10.1177/1362361315615467

Petermann, F. & Daseking, M. (Hrsg.). (2018). *WPPSI-IV: Wechsler Preschool and Primary Scale - IV*. Deutsche Adaption nach D. Wechsler. Frankfurt: Pearson Assessment.

Petermann, F. & Petermann, U. (2017). *WISC-V: Wechsler Intelligence Scale for Children - Fifth Edition*. Deutsche Adaptation nach D. Wechsler. Frankfurt: Pearson Assessment.

Poustka, L., Rühl, D., Feineis-Matthews, S., Poustka, F., Hartung, M. & Bölte, S. (2015). *ADOS-2. Diagnostische Beobachtungsskala für Autistische Störungen - 2*. Deutsche Fassung des Autism Diagnostic Observation Schedule - 2 von C. Lord, M. Rutter, P. C. DiLavore, S. Risi, K. Gotham und S. L. Bishop (Module 1–4) und C. Lord, R. J. Luyster, K. Gotham und W. Guthrie (Kleinkind-Modul). Göttingen: Hogrefe Verlag.

Preißmann, C. (2013). *Überraschend anders: Mädchen & Frauen mit Asperger.* Stuttgart: Trias.

Pugliese, C. E., Anthony, L., Strang, J. F., Dudley, K., Wallace, G. L. & Kenworthy, L. (2015). Increasing adaptive behavior skill deficits from childhood to adolescence in autism spectrum disorder: Role of executive function. *Journal of Autism and Developmental Disorders, 6,* 1579–1587. https://doi.org/10.1007/s10803-014-2309-1

Remschmidt, H. & Kamp-Becker, I. (2006). *Asperger Syndrom*. Heidelberg: Springer. https://doi.org/10.1007/978-3-540-35072-9

Reuner, G. & Rosenkranz, J. (2014). BAYLEY-III. *Bayley Scales of Infant and Toddler Development - Third Edition*). Frankfurt: Pearson Assessment.

Sandin, S., Lichtenstein, P., Kuja-Halkola, R., Larsson, H., Hultman, C. M. & Reichenberg, A. (2014). The Familial Risk of Autism. *Journal of the American Medical Association, 311*(17), 1770. https://doi.org/10.1001/jama.2014.4144

Schietecatte, I., Roeyers, H. & Warreyn, P. (2012). Exploring the Nature of Joint Attention Impairments in Young Children with Autism Spectrum Disorder: Associated Social and Cognitive Skills. *Journal of Autism and Developmental Disorders, 42,* 1–12. https://doi.org/10.1007/s10803-011-1209-x

Schwenck, C., Mergenthaler, J., Keller, K., Zech, J., Salehi, S., Taurines, R., Romanos, M., Schecklmann, M., Schneider, W., Warnke, A. & Freitag, C. M. (2012). Empathy in children with autism and conduct disorder: Group specific profiles and developmental aspects. *Journal of Child Psychology and Psychiatry, 53,* 651–659. https://doi.org/10.1111/j.1469-7610.2011.02499.x

Simmons, D. R. & Todorova, G. K. (2018). Local Versus Global Processing in Autism: Special Section Editorial. *Journal of Autism and Developmental Disorders, 48,* 1338–1340. https://doi.org/10.1007/s10803-017-3452-2

Sinzig, J., Walter, D. & Doepfner, M. (2009). Attention deficit/hyperactivity disorder in children and adolescents with autism spectrum disorder: symptom or syndrome? *Journal of Attention Disordorders, 13,* 117–126. https://doi.org/10.1177/1087054708326261

Tager-Flusberg, H. & Kasari, C. (2013). Minimally verbal school-aged children with autism spectrum disorder: the neglected end of the spectrum. *Autism Research, 6,* 468–78. https://doi.org/10.1002/aur.1329

Taylor, L. E., Swerdfeger, A. L. & Eslick, G. D. (2014). Vaccines are not associated with autism: an evidence-based meta-analysis of case-control and cohort studies. *Vaccine, 32*(29), 3623–3629. https://doi.org/10.1016/j.vaccine.2014.04.085

Tellegen, P. J., Laros, J. A. & Petermann, F. (2012). *SON-R 6–40 Non-verbaler Intelligenztest: Technisches Manual.* Göttingen: Hogrefe.

Tellegen, P. J., Laros, J. A. & Petermann, F. (2018). *SON-R 2–8 Non-verbaler Intelligenztest*. Göttingen: Hogrefe Verlag.

Teufel, K., Wilker, C., Valerian, J. & Freitag, C. M. (2017). *A-FFIP – Autismusspezifische Therapie im Vorschulalter.* Berlin: Springer https://doi.org/10.1007/978-3-662-50500-7

Tick, B., Bolton, P., Happe, F., Rutter, M. & Rijsdijk, F. (2016). Heritability of autism spectrum disorders: a meta analysis of twin studies. *Journal of Child Psychology and Psychiatry, 57,* 585–595. https://doi.org/10.1111/jcpp.12499

# Anhang

## Anhang 1. Maßnahmen-Checkliste

Maßnahmen-Checkliste für: ______________________ Datum: __________

**Kennenlernen des Schülers (siehe Steckbrief)**

☐ Verstärker kennen

☐ Stressoren und Ressourcen kennen (z. B. auch kognitives Leistungsniveau)

☐ Identifikation von neuropsychologischen Besonderheiten (siehe separate Checkliste)

☐ ggfs. Umgang mit herausforderndem Verhalten festlegen (siehe separate Checkliste)

**Vernetzung und Unterstützung**

☐ Austausch mit Eltern

☐ Teilhabeassistenz:
 ☐ beantragt ☐ genehmigt ☐ nicht erforderlich

☐ Austausch mit der Teilhabeassistenz

☐ Austausch mit den Fachberatern

☐ Austausch mit dem Therapeuten

☐ Austausch mit den Fachlehrern

**Fächerübergreifende Maßnahmen**

☐ Klassenzimmer/Arbeitsplatz reizarm und übersichtlich (visuelle Strukturierung) gestaltet

☐ weitere visuelle Strukturierungshilfen (räumlich, zeitlich, Abläufe etc.)

☐ verständnisvoller Sitznachbar/Einzelplatz

☐ Sitzplatz im Raum geschickt gewählt/bleibt über den Tag hinweg der gleiche

☐ Die meisten Fächer können in gewohnter Umgebung/im Klassenzimmer stattfinden

☐ Rückzugsmöglichkeiten/separater Raum steht zur Verfügung

☐ Regelungen bei unvorhergesehenen Änderungen vereinbart (z. B. Ansprechpartner)

☐ allgemeiner Verstärker-Regelplan für den Unterricht erstellt und unterschrieben, sichtbar auf dem Arbeitsplatz

☐ Setting in sozialen Lernkontexten anpassen (z. B. bei Gruppenarbeiten)

☐ Aufklärung der Klassengemeinschaft

**Fachspezifische Maßnahmen**

☐ Nachteilsausgleiche:

- ☐ Sport
- ☐ Deutsch
- ☐ Fremdsprachen
- ☐ ______________________________
- ☐ ______________________________

**Weitere Maßnahmen/Notizen**

## Anhang 2. Checkliste Neuropsychologische Besonderheiten

| Name: ______________________ Datum: __________ | Oft | Manchmal | Nie |
|---|---|---|---|
| **Reduzierte kognitive Flexibilität** | | | |
| ... hält stärker an Routinen fest als die meisten Schüler | | | |
| ... möchte Dinge immer wieder auf die gleiche Art und Weise tun | | | |
| ... kann bei Hindernissen nicht von einem gewohnten Vorgehen flexibel abweichen | | | |
| ... bereits kleine Veränderungen lösen Anspannung oder Angst aus | | | |
| ... neue Menschen führen zu Irritation oder Anspannung | | | |
| ... ist, wenn ein Problem auftritt, überfordert | | | |
| ... braucht lange um sich an neue Orte zu gewöhnen | | | |
| ... kann alternative für gewohnte Abläufe nicht durchführen/akzeptieren | | | |
| **Auffälligkeiten in der Handlungsplanung und Arbeitsorganisation** | | | |
| ... hat Schwierigkeiten eine Aufgabe in Teilschritte zu zerlegen und abzuarbeiten | | | |
| ... Aufgaben mit mehreren Handlungsschritten führen schnell zu Überforderung | | | |
| ... benötigt genaue Instruktionen, um eine Aufgabe erledigen zu können | | | |
| ... hat Schwierigkeiten seine Materialien (Stifte, Bücher, Hefte etc.) zu organisieren | | | |
| ... haftet bei Aufgaben an unnötigen Details | | | |
| **Aufmerksamkeitsbezogene Schwierigkeiten** | | | |
| ... kann nicht gut zwischen Tätigkeiten wechseln | | | |
| ... lässt sich leicht ablenken | | | |
| ... haftet an unwichtigen (oft sinnesbezogenen) Reizen | | | |
| ... reagiert oft nicht auf verbale Aufforderungen | | | |
| ... kann nicht gut auf mehrere Dinge gleichzeitig achten | | | |
| ... kann sich nicht lange konzentrieren | | | |
| ... die Aufmerksamkeit lässt im Verlauf des Schultags deutlich nach | | | |
| ... benötigt mehr Pausen als die meisten Schüler | | | |

| | Oft | Manchmal | Nie |
|---|---|---|---|
| **Soziale Schwierigkeiten** | | | |
| ... schaut sich Sachen nicht von anderen ab | | | |
| ... ist viel für sich allein | | | |
| ... kann Handlungen nicht gut imitieren | | | |
| ... kann sich nicht gut in andere hineinversetzen | | | |
| ... hat häufig Konflikte mit anderen | | | |
| ... wird von den anderen Kindern/Jugendlichen gehänselt | | | |
| ... versteht soziale Regeln nicht | | | |
| ... hat keine Freunde | | | |
| **Emotionale Auffälligkeiten** | | | |
| ... versteht die Gefühle von anderen nicht | | | |
| ... kann seine Gefühle nicht zeigen | | | |
| ... wird sehr schnell wütend | | | |
| ... schlägt/verletzt sich selbst unter Anspannung | | | |
| ... schlägt/verletzt andere unter Anspannung | | | |
| ... wirkt sehr gestresst/angespannt | | | |
| ... ist ängstlich | | | |
| ... ist traurig | | | |
| **Sensorische/Wahrnehmungsbezogene Schwierigkeiten** | | | |
| ... reagiert ungewöhnlich stark auf Sinnesreize | | | |
| ... nimmt Sinnesreize zu wenig wahr | | | |
| ... sucht intensiv bestimmte Sinneserfahrungen auf (anschauen, befühlen etc.) | | | |
| ... haftet an Details von Dingen/Themen | | | |
| ... erkennt oft das Gesamtbild/die Gesamtsituation nicht | | | |

| | Ja | Etwas |
|---|---|---|
| **Ressourcen** | | |
| ... ist sehr genau, erkennt Details gut | | |
| ... kennt sich in seinen Themen sehr gut aus | | |
| ... hält Gerechtigkeit für wichtig | | |
| ... kann visuelle Informationen gut verarbeiten | | |
| ... entdeckt Dinge, die andere übersehen haben | | |
| ... kann sich lange und intensiv mit einer Sache beschäftigen | | |
| ... ist loyal | | |
| ... lügt und manipuliert andere nicht | | |
| ... hat Interesse an Mitschülern | | |
| ... arbeitet an sich und seinen Schwierigkeiten | | |
| ... hat schon viel geschafft | | |

## Anhang 3. Checkliste Herausforderndes Verhalten in der Schule

Name des Schülers: ______________________ Datum: ______________

☐ Autoaggressive/fremdaggressive Verhaltensweisen
(sich oder andere schlagen, kneifen)

______________________________________________

______________________________________________

☐ Zwanghaftes Verhalten
(z. B. Rituale, die eingehalten werden müssen)

______________________________________________

______________________________________________

☐ Impulsive und hyperaktive Verhaltensweisen
(z. B. häufiges Reinrufen, nicht auf dem Platz sitzen bleiben)

______________________________________________

______________________________________________

☐ Oppositionelles Verhalten
(z. B. kommt Aufforderungen nicht nach)

______________________________________________

______________________________________________

☐ Sonstige auffällige Verhaltensweisen
(z. B. bei Ängsten, Anspannung)

______________________________________________

______________________________________________

... dann:

→ eine Situation auswählen, die häufig zu o. g. Problemen führt

→ in der Verhaltensanalyse genauer betrachten

→ Hilfsmöglichkeiten auswählen, die zu mehr Sicherheit, Orientierung und Kontrolle beitragen können

## Anhang 4. Verhaltensanalyse

| Verhalten von ________, der Klasse & der Lehrkraft | Situative Auslöser/Ursachen | Lösungsansätze für ________, die Klasse & die Lehrkraft |
|---|---|---|
| ________<br>(Name des Schülers) | | ________<br>(Name des Schülers) |
| | **Besonderheiten von ________** | |
| *Klasse:* | | *Klasse:* |
| *Lehrkraft:* | | *Lehrkraft:* |

## Anhang 5. Steckbrief für das Helfernetzwerk

Name des Schülers: ______________________________

Schwierigkeiten (siehe Checkliste Neuropsychologische Besonderheiten und Checkliste herausforderndes Verhalten in der Schule)

______________________________
______________________________
______________________________
______________________________
______________________________
______________________________
______________________________

Hilfreiche Maßnahmen (siehe Kapitel 6)

______________________________
______________________________
______________________________
______________________________
______________________________
______________________________
______________________________

Ressourcen (siehe Checkliste Neuropsychologische Besonderheiten)

______________________________
______________________________
______________________________
______________________________
______________________________
______________________________
______________________________

## Anhang 6. Notizen für ein Vorgespräch mit den Eltern und ggf. dem Schüler mit ASS

Folgende Fragen können von der Lehrkraft vorab als Vorbereitung bearbeitet werden, um das Vorgespräch zu strukturieren.

1. *Warum ist es wichtig, dass die Klasse weiß, dass der Schüler ASS hat und wie sich das bei ihm äußert? Was sind die Vorteile einer aufgeklärten Klasse?*

2. *Wie könnte ein solches Klassengespräch aussehen, was wären mögliche Inhalte aus Sicht der Lehrkraft?*

## Anhang 7. Beispielfragen an die Eltern und den Schüler mit ASS

1. Inwieweit ist der Schüler selbst über seine ASS-Diagnose aufgeklärt?
2. Was sind evtl. Sorgen der Eltern und des Schülers selbst in Bezug auf ein solches Gespräch?
3. Ggf.: Wie erleben die Eltern die Klasse ihres Kindes?
4. Ist der Schüler damit einverstanden, dass seine Besonderheiten offen mit den Mitschülern besprochen werden?
5. Welche Informationen sollten aus Sicht der Eltern und des Schülers an die Klasse weitergeben werden, welche nicht?
6. Wie soll das Gespräch insgesamt gestaltet werden, was sind die Inhalte und Ziele? (z. B. Übungen zur Perspektivübernahme, Stärken und Schwächen von allen Schülern sammeln. Toleranz und Vielfalt als Grundgedanke). Gemeinsames Sammeln von Schwierigkeiten, Besonderheiten und Stärken sowie Ideen für die Mitschüler (Tipps siehe auch unten)
7. Möchte der Schüler einen aktiven Part übernehmen, z. B. einen Steckbrief über sich austeilen?
8. Sollte/möchte der betroffene Schüler bei dem Klassengespräch dabei sein? Falls ja, vereinbaren, dass der Schüler jederzeit das Klassengespräch auch verlassen darf (mögliche Begleitung vorher organisieren).
9. Sollen die Eltern bei dem Klassengespräch dabei sein?

## Anhang 8. Grundprinzipien für ein gelingendes Klassengespräch

1. Gesprächsregeln festlegen: Nicht abwerten, nicht beleidigen etc. Der Schüler macht sich mit Offenlegung der Diagnose verletzlich. Auf ausreichend Schutz achten

2. Begriff der „Störung“ vermeiden; besser: „Autismus“ oder „autistische Besonderheit“

3. Neben Schwächen auch Stärken berücksichtigen

4. „Take home-message“: Alle Menschen sind verschieden und haben spezifische Stärken und Schwächen (siehe Baum- und Unterwasser-Bild mit Tieren: Jedes Tier hat seine Stärken. Die einen können einen Baum erklimmen, die anderen tauchen.).

5. Konstruktiv bleiben – nach Lösungen und Unterstützung schauen, nicht bei Kritik stehenbleiben.

## Jeder ist anders I

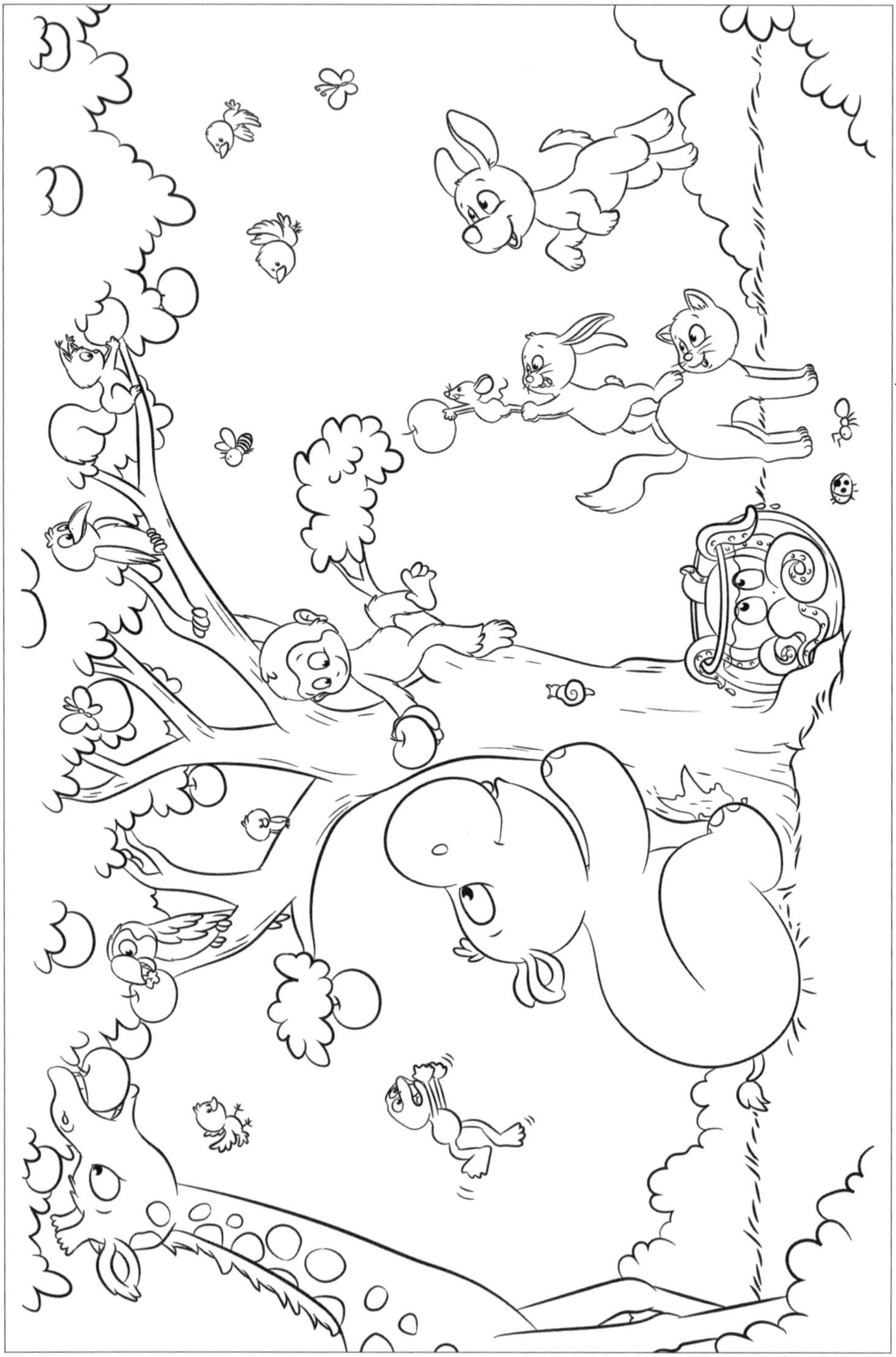

## Jeder ist anders II

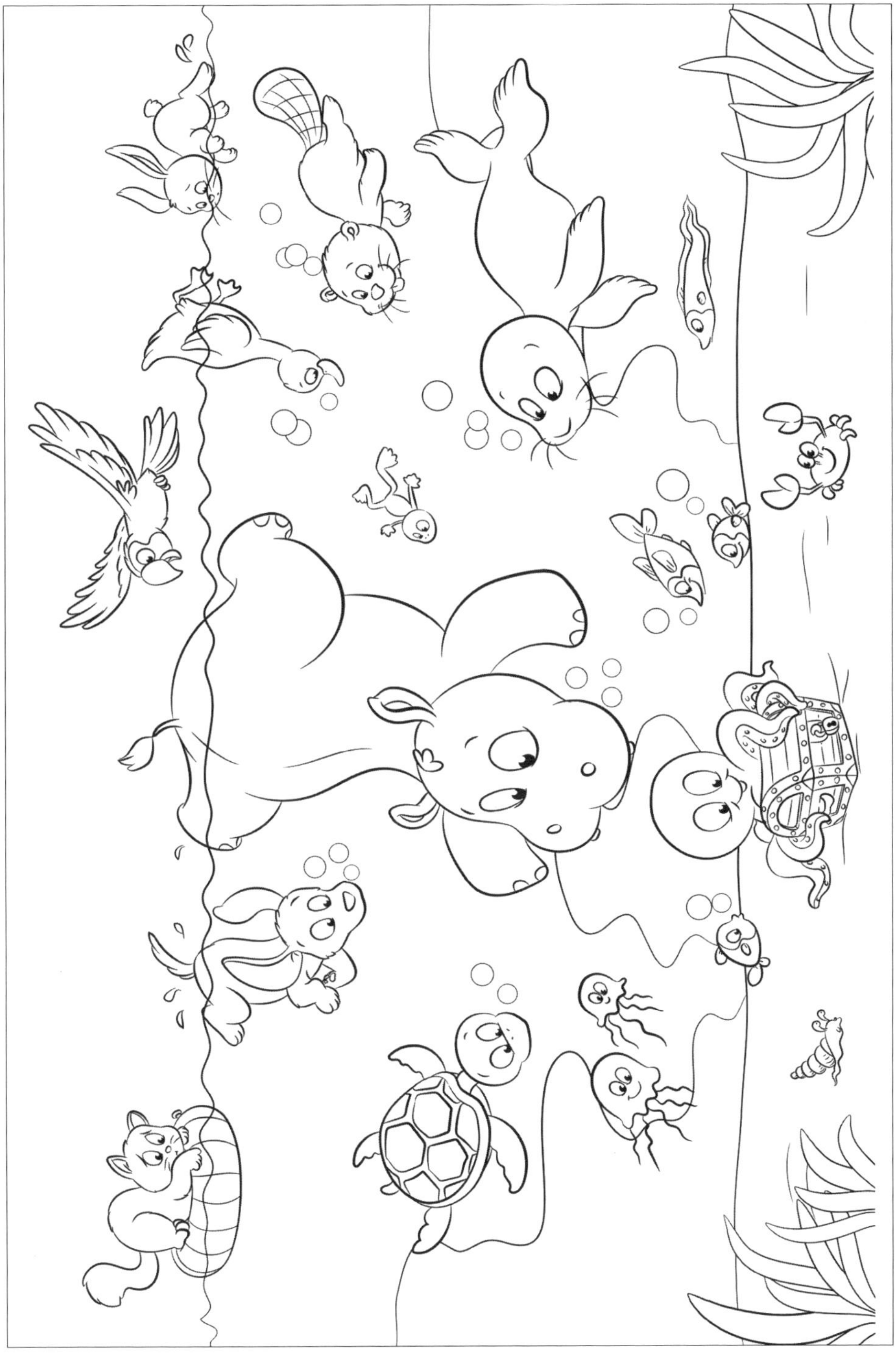

## Anhang 9. Was ist eine autistische Besonderheit und wie äußert sie sich bei meinem Mitschüler?

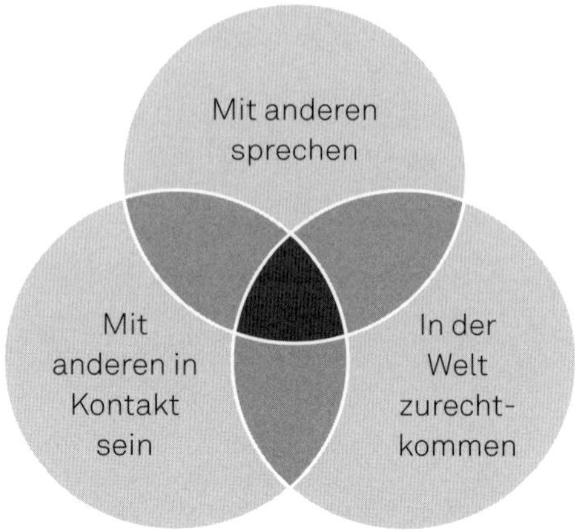


1. Besonderheiten des Schülers im Bereich „Miteinander reden“:

2. Besonderheiten des Schülers im Bereich „Miteinander in Kontakt sein“:

3. Besonderheiten des Schülers im Bereich „Miteinander klarkommen“:

## Anhang 10. Mögliche Tipps für Mitschüler: Wie können sie helfen?

Es folgen Orientierungshilfen für die Mitschüler. Es muss im Einzelfall geprüft werden, welche dieser Ideen jeweils passen. Die Klasse kann daraus z. B. ein Plakat gestalten.

**Miteinander klarkommen (Interaktion)**

- Erklären, wie man sich fühlt
- Nicht wundern, wenn man weniger Blickkontakt bekommt
- Nachfragen wenn etwas nicht so klappt, wie erwartet
- Mitschüler fragen, ob er mitspielen will
- Hilfe anbieten
- ...

**Miteinander reden (Kommunikation)**

- Deutlich und klar sprechen
- Sprichwörter/Ironie/Sarkasmus vermeiden
- Nachfragen, ob der Schüler einen verstanden hat
- Vereinbaren was man macht, wenn das Sonderinteresse zu sehr ausufert
- ...

**Aufeinander achten (Wahrnehmung, repetitives Verhalten, Handlungsplanung etc.)**

- Als negativ erlebte Sinnesreize vermeiden
- Bei Raumwechseln Schüler begleiten
- Mut machen
- Bei der Arbeitsorganisation unterstützen
- Vor Manipulation, Übergriffen anderer schützen
- Bei zwanghaftem oder eigenartigem Verhalten nicht auslachen
- Freundlich und geduldig bleiben, auch wenn es mal nicht so perfekt läuft
- ...

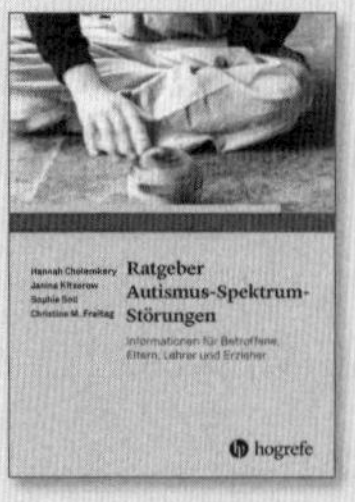


Hannah Cholemkery et al.
**Ratgeber Autismus-Spektrum-Störungen**
Informationen für Betroffene, Eltern, Lehrer und Erzieher

(Reihe: „Ratgeber Kinder- und Jugendpsychotherapie“, Band 24)
2017, 62 Seiten, Kleinformat,
€ 9,95 / CHF 13.50
ISBN 978-3-8017-2705-5
Auch als eBook erhältlich

Der Ratgeber informiert über Autismus-Spektrum-Störungen und ihre Ursachen sowie häufig auftretende Schwierigkeiten im Alltag.

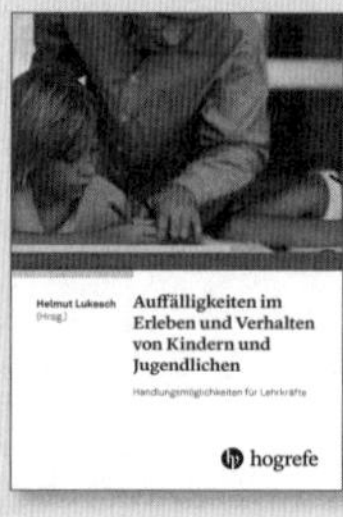


Helmut Lukesch (Hrsg.)
**Auffälligkeiten im Erleben und Verhalten von Kindern und Jugendlichen**
Handlungsmöglichkeiten für Lehrkräfte

2016, 440 Seiten,
€ 39,95 / CHF 48.50
ISBN 978-3-8017-2746-8
Auch als eBook erhältlich

Der Band vermittelt Lehrkräften notwendiges Hintergrundwissen und gibt Anleitung, wie Schülerinnen und Schüler mit psychischen Auffälligkeiten, Lernstörungen und anderen Schwierigkeiten effektiv unterstützt werden können.

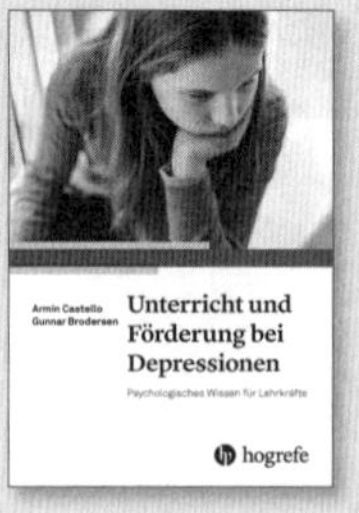


Armin Castello / Gunnar Brodersen
**Unterricht und Förderung bei Depressionen**
Psychologisches Wissen für Lehrkräfte

2021, 143 Seiten,
€ 22,95 / CHF 29.90
ISBN 978-3-8017-2980-6
Auch als eBook erhältlich

Dieser kompakte Band vermittelt fundiertes Grundlagenwissen und erprobte Handlungsstrategien für den schulischen Alltag sowie Fördermöglichkeiten bei kognitiven, motivationalen und emotionalen Beeinträchtigungen.

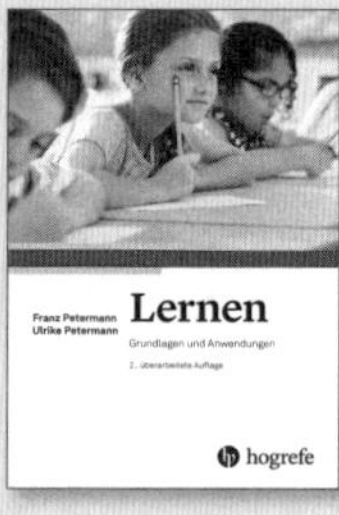


Franz Petermann / Ulrike Petermann
**Lernen**
Grundlagen und Anwendungen

2., überarbeitete Auflage 2018,
218 Seiten, € 26,95 / CHF 35.90
ISBN 978-3-8017-2910-3
Auch als eBook erhältlich

Neben neurowissenschaftlichen, motivationalen und emotionalen Grundlagen des Lernens werden u. a. klassisches und operantes Konditionieren, kognitives, sozial-kognitives und implizites Lernen vorgestellt.

www.hogrefe.com

hogrefe